LA DOULEUR

Éthique et pratique médicale

fondée par Richard Moreau
Collection dirigée par Roger Teyssou

La collection « Éthique et pratique médicale » est une tribune qui permet à tous les acteurs du monde de la santé, professionnels, enseignants, administrateurs, économistes et patients d'exposer leurs opinions, de décrire leur expérience et de proposer des solutions aux problèmes posés par une profession en pleine mutation, et ce en toute indépendance et en conformité avec la déontologie et les bonnes pratiques médicales.

Dernières parutions

Faouzia PERRIN, *L'État et la santé. Quelle finalité à la politique de santé ?*, 2022.
Michel PINGET et Arnaud BUBECK (dir.), *Regards croisés sur le diabète. La maladie chronique : une rupture dans le temps de la vie,* 2022.
Pierre-Luc L'HERMITE, *La preuve médicale au XXIe siècle*, 2022.
Bernard MARROT, *Politique d'organisation du système de santé en France,* 2022.
Patrice COUZIGOU, *Écologie interne et relation soignante, Médecine de la personne et de ses comportements*, 2022.
Julie LENOBLE-MARTIN, *Le droit d'accès aux soins des personnes sourdes en France*, 2021.
Alain GOLDCHER, *Bien vivre avec un « oignon ». Questions/réponses illustrées sur l'hallux valgus, le trouble statique le plus fréquent*, 2021.
Jeannot BAANITSE, *Soins palliatifs en RD Congo et en Afrique. Appel à la promotion et l'intégration,* 2021.
François MATH, *La recherche médicale française. Hier on la trouvait, aujourd'hui on la cherche,* 2021.
Jacques MORNAT, *Choix et médecine*, 2021.
Philippe VIARD, *On n'est jamais assez vieux pour faire un mort, Repenser les soins pour les personnes dans les services de longue durée*, 2021.
Justine DIEHL, *Vaccins, Entre méfiance et adhésion*, 2021.

Jacques Jaume

LA DOULEUR

L'Harmattan

5-7, rue de l'École-Polytechnique, 75005 Paris

www.editions-harmattan.fr

ISBN : 978-2-14-027679-8
EAN : 9782140276798

À mes parents et à mon frère
À Véronique qui reste ma seule et unique image
À mes enfants
À Luc, à Capucine, à Lucie

Table des matières

AVERTISSEMENT

Ce livre présente une approche de la prise en charge de la douleur et de ses traitements. Il ne doit en aucun cas remplacer l'avis d'un médecin ou une consultation médicale.
Il est vivement déconseillé au lecteur de s'appuyer sur cet ouvrage pour réaliser une automédication ou un autodiagnostic.
Toute inquiétude, tout questionnement du lecteur sur sa santé, son ressenti, etc. doivent l'amener à consulter un médecin qui, lui seul, pourra le prendre en charge et le soigner.
Ni l'auteur ni l'éditeur ne pourront être tenus pour responsable de la mauvaise interprétation de ces écrits, pour une automédication nullement conseillée ou pour une mauvaise application des conseils thérapeutiques.
Les noms de spécialités pharmaceutiques sont indiqués en italique. Les spécialités correspondant à une même dénomination commune ne sont pas forcément toutes énumérées.
Certaines indications proposées n'ont pas forcément obtenu l'autorisation de mise sur le marché (AMM). Lors de leur emploi, il est recommandé de contrôler les mentions légales en vigueur.

Présentation

Il y a des moments, et pour certains ces périodes peuvent durer toute la vie, où l'être humain ne sait plus pourquoi il existe, pourquoi il est là et à quoi lui sert sa vie. Au lieu de profiter, de prendre plaisir à vivre sa vie, la vie, il est anéanti par un mal-être qui lui rend son existence, sa vie impossible à vivre et à supporter. L'être humain est alors plongé dans un désarroi immense, insondable où le beau et le goût de la vie ne peuvent plus rien faire pour lui. Il sombre dans un abîme de sentiments et les instants qu'il vit sont affreux. Pour certains, seule la mort devient le recours. Pour arrêter cette vie si pénible à vivre, arrêter cet état de mal être, cet état d'être mal, la mort devient la seule solution.

Ces états peuvent exister par eux-mêmes sans vraiment qu'ils aient une cause ou celle-ci peut être si lointaine ou si enfouie, si oubliée que cela revient au même. Ces états peuvent être aussi la conséquence d'un drame qu'a vécu l'être humain, une perte par exemple. On parle alors d'état réactionnel c'est-à-dire secondaire à un évènement. Pour les décrire, on évoque souvent le terme de douleur morale.

Le moral est un état d'esprit, une disposition à supporter quelque chose. Les anciens parlaient de passion, qui vient du latin *passio*. La passion est une émotion puissante et continue qui domine la raison, orientant toute la conduite de l'individu. La passion évoque aussi l'ensemble des épreuves d'un martyr, épreuves qu'il subit.

Le dictionnaire *Le Petit Robert* nous décrit ainsi la passion :

« Ce mot vient du latin passio « souffrance, maladie » (cf. roum, pasiune, it. passione, occ. passion, cat. passió, esp.

pasion, port. paixão, all. passion), formé sur passus, participe passé de pati « souffrir, endurer, subir ». La famille s'organise autour de l'idée de souffrance : compatir « partager la souffrance d'autrui, » compassion, compatible, pâtir, passible et impassible « capable (ou non) de souffrir », « patience » vertu, qui permet de « supporter », patient (et patienter), passif « qui subit » (et passivité) et passiflore (plante qui donne le fruit de la passion). Elle évoque aussi les émotions puissantes : passionner, passionnant, passionnel, impassible « au-dessus des passions », appassionato (de l'it.), pasionaria (de l'esp). L'anglais doit au français passion (XIIIe s.) et patient (XIVe s.). Compatible est passé en anglais et en allemand (kompatibel). L'allemand a emprunté Patience « jeu de cartes » (XVIIIe siècle) ; l'Italien, passibile. »
La douleur morale, la passion, au sens le plus proche de son étymologie c'est souffrir, c'est supporter quelque chose de pénible, c'est endurer, subir ou supporter. Dans ces termes, est impliqué un état d'abandon auquel s'ajoute une incapacité, une impossibilité à être maître d'une situation. On ressent un abandon à un état sans qu'il soit possible de maîtriser la situation ; c'est une perte de liberté d'être, d'être libre. Tous ces termes et ces situations de douleur morale induisent une impression de perte. L'individu perd quelque chose et cela le déséquilibre, le transforme péjorativement. Il est mal, il est plongé dans une instabilité anormale.
Ces états si pénibles à vivre, écartelant l'être au plus profond de son intimité de vie, sont paradoxalement teintés de positif si on les étudie bien. En effet, l'être humain meurtri, abandonné dans le malheur, au plus profond du drame de sa souffrance, ressent le besoin d'appeler l'autre. Même lorsqu'il ne peut plus endurer ce qu'il vit et qu'il désire en finir violemment, l'autre n'est pas loin. Ce besoin d'appel, ce besoin de la présence de

l'autre, sont une caractéristique essentielle de la souffrance humaine et de son « dramatique ». Le souffrant, le désespéré, a besoin de l'autre, de la présence, de l'action de l'autre et il le crie. Comme l'artiste, le peintre, le sculpteur, le musicien, le poète, l'écrivain… ressentent le trouble de la création, le besoin de l'œuvre, l'âpreté de la solitude, de son ressenti et ont besoin, par leur don, leur savoir, leur technique, de donner à l'autre, de partager avec l'autre, le souffrant a besoin de l'autre. L'autre, le tiers qui côtoie le souffrant, ressent cet appel et par sympathie - mot merveilleux venant de *sumpatheia*, mot grec composé de *sun*, avec et de *pathein*, ressentir c'est-à-dire ce penchant instinctif qui rapproche et qui porte deux personnes l'une vers l'autre - par ce sentiment de partage, de participation au vécu de l'autre, répond à cet appel. C'est toute l'énergie de l'empathie qui est selon le *Dictionnaire Larousse* le « mode de connaissance intuitive d'autrui, qui repose sur la capacité de se mettre à la place de l'autre. »

Cette attitude, cette compétence de l'être humain répond à celle du souffrant de demander l'intervention de la présence de l'autre. Il y a donc, dans ce que nous venons de décrire, un phénomène étrange et merveilleux à la fois. L'humain, déchiré par le drame de sa souffrance, est capable de ressentir le besoin de l'autre et la personne qui côtoie le souffrant et son drame a la capacité de ressentir ce drame et le besoin que le souffrant a de lui. La pire des choses qui s'applique alors à l'être humain devient relation, communication. Deux êtres se comprennent et l'un a la force de demander de l'aide à l'autre qui a, dans son écoute génératrice, le besoin impérieux généré par son empathie de lui apporter de l'aide pour répondre aux troubles qu'il ressent. Une communication se crée, un lien, une union, un échange, qui merveilleusement, vont nourrir les deux protagonistes de cette relation.

L'être humain, toute sa vie durant, ne cesse de faire l'expérience de la souffrance. Alors que la vie, comme nous l'avons déjà dit, est un joyau d'expériences extraordinaires et que le fait même de connaître cette faculté de vie est à lui seul le vécu d'un miracle, l'être humain semble n'être accroché et retenu que par ses difficultés et ses frustrations engendrant en lui ce mal-être de la souffrance. En perpétuelle instabilité, recherchant toujours ailleurs tout ce qu'il n'a pas, il espère une stabilité qu'il veut fuir, dès qu'il la possède. L'être humain répond ainsi à une sorte de dynamisme interne qui semble engluer l'existence quand on la vit, mais qui semble entraîner sa maturation au contraire quand on l'observe avec un certain recul.

Un enfant vit mal la réprimande de son enseignant ; il semble être bafoué, isolé, humilié alors que cette réprimande n'est que pour son bien, en principe. La création de cette souffrance est en fait génératrice d'adaptation, d'effort et de création. C'est exactement ce que nous vivons dans nos souffrances. Ne les comprenant pas, en étant révoltés, nous les surpassons et nous arrivons même, dans la majorité des cas, à les « digérer », à les « métaboliser ». C'est l'énergie de l'angoisse existentielle qui est un malaise paradoxal au vécu du merveilleux de l'essence de notre vie. Paradoxe merveilleux et mystérieux qui fait qu'au lieu de vivre simplement et d'apprécier ce joyau qui est l'existence, nous nous posons perpétuellement la question de savoir à quoi elle sert et qu'est-ce que nous deviendrons alors qu'il serait si simple d'exister tout simplement.

Les souffrances que subit l'être humain tout au long de sa vie, s'appuient sur deux piliers qui se rejoignent : la solitude qu'il pense vivre dans sa condition alors qu'il ressent en permanence le besoin d'une force de présence pour combler son isolement et le besoin des autres, la

difficulté qu'il a en permanence dans la relation, la relation aux autres.
En effet, la souffrance, par exemple celle qu'engendre un deuil, n'est-elle pas basée sur la relation à l'autre qui est rompue et l'analyse mnésique du relationnel passé ? Dans le deuil, c'est la perte de l'autre qui flagelle, c'est l'absence de sa présence. De même dans notre propre mort et la souffrance de sa morsure, c'est la perte des autres qui nous panique et notre non-existence aux autres, la perte de tout ce que les autres nous ont apporté et donné. La souffrance qu'engendre la perte de respect ou la perte d'une reconnaissance sociale est directement liée aux autres et aux relations qui existaient.
À côté de ces souffrances liées aux autres et je n'ai donné qu'une infime partie des exemples que l'on pourrait citer, il existe la souffrance physique que peut ressentir un individu. Tout être vivant en plus de la relation avec son milieu, qui nous l'avons vu peut-être une grande source de souffrances, vit une vie physique intérieure. Par physique, on peut penser à biologique. Il existe chez tout être vivant ce que les biologistes appellent l'homéostasie. L'homéostasie est un terme de physiologie, c'est-à-dire de la science qui étudie les fonctionnements, qui s'occupe des fonctions organiques par lesquelles la vie se manifeste et en assure le maintien. Elle est la tendance des organismes vivants à stabiliser leurs diverses constantes physiologiques. Tout être vivant essaie de maintenir en son sein un équilibre biologique qui lui permet d'être stable ; sur cette stabilité il a la possibilité de s'appuyer pour réaliser. Pour réaliser, par exemple, une vie sociale, des comportements de reproduction. Il ne faut pas oublier la dimension psychologique qui peut être dans une certaine mesure une émanation de ce biologique, mais qui a entraîné sa propre qualité d'existence ainsi que la vie spirituelle qui s'appuie dans le biologique mais qui existe

par elle-même, ou du moins nos conceptions actuelles nous le laissent penser.
S'il y a modification entraînant une instabilité de cette homéostasie, l'organisme ressent une souffrance. Si l'organisme a besoin d'eau, il a soif ; s'il a besoin de nutriments, il a faim ; s'il manque d'air, il suffoque ; s'il ne peut se protéger de l'extérieur, il a froid ou chaud ; si un agent extérieur tel un agent infectieux l'attaque, il y a pathologie, par la lutte entre l'organisme et cet agent, etc.
Les perturbations de cette homéostasie biologique peuvent entraîner des souffrances psychologiques ou spirituelles qui peuvent exister aussi par elles-mêmes, comme la colère pour le psychologique ou la croyance pour le spirituel. Au milieu de toutes ces souffrances, il en existe une toute particulière : la douleur. Elle cristallise tout particulièrement le drame de l'être humain car par son essence et son existence elle est insupportable, elle est un scandale et pourtant elle possède des versants positifs. En cela elle nous enseigne la complexité, l'extraordinaire merveilleux de la vie et notamment de l'humain.
Peu de gens le savent, mais il existe dans notre organisme un système qui n'existe que pour que nous ayons mal. En premier lieu, la douleur protège l'organisme d'une agression et elle concourt intérieurement à l'homéostasie de l'être vivant, et notamment de l'être humain. La douleur est plurimodale. Elle prend racine non pas uniquement dans le biologique ou le neuroanatomique (anatomie du système nerveux), elle prend racine dans la plupart des composantes de l'immense ensemble qui constitue l'être humain.
On la retrouve aussi bien dans le domaine social, juridique, politique, relationnel, artistique que psychologique, spirituel et religieux. Par son essence intime multifactorielle, elle intéresse tout l'ensemble de l'humain y compris son histoire. Envisagée il y a encore

quelques années comme simple réaction à la stimulation la créant, elle est actuellement considérée comme un mode de vécu, d'expériences particulières et excessivement complexes obligeant une pluridisciplinarité pour son étude et sa prise en charge. Cette approche a été générée par une nouvelle science et discipline médicale qui est l'algologie (*algo* : douleur, l*ogos* : discours sur).
Dans certaines circonstances, elle a cessé d'être la conséquence d'une cause pour devenir pathologie à part entière. En effet, pour des douleurs qui durent depuis plus de trois mois, elle est considérée comme une véritable maladie à part entière, on parle alors de « douleur maladie ». Cette douleur maladie engendre des paramètres particuliers dans l'organisme et qui le déstabilisent. L'algologie et l'algologue lui offrent les réponses actuelles de la médecine. La pratique de cette discipline (reconnue officiellement par l'Ordre des Médecins français depuis 1998-1999, mentionnée dans les pages jaunes de l'annuaire depuis 1999) m'a permis d'approfondir une de ces composantes très particulières sur laquelle va reposer une grande partie de ce travail. C'est la suivante : la douleur n'existe que pour celui qui la ressent et en cela elle est un mystère pour ce douloureux. Son vécu engendre un désagréable qui est révulsif pour l'être humain et qui est toujours analysé comme un paradoxe de la vie. L'autre ne peut pas savoir si le douloureux a mal ou pas, la douleur est toujours un mystère.
La douleur demeure subjective. Son vécu varie avec le jugement, les sentiments, les habitudes de chaque individu. Elle n'existe qu'en fonction de ce que ressent le sujet, de ce qu'il est.
La philosophie nous dit de « subjectif » que le terme se rapporte au sujet pensant, à une conscience individuelle. Son opposé est « objectif », qui existe indépendamment de la pensée, comme étant indépendant de la pensée. La

douleur n'existe donc que par la vie du sujet mais on peut très bien, et je l'ai déjà énoncé, penser que les morts ressentent des phénomènes de douleur, comme d'ailleurs des éclairs de conscience. Il faut donc envisager, et prévoir une anesthésie lors de prélèvements d'organes sur les cadavres ou lors d'autopsie (certaines équipes médicales le font déjà).

La douleur est donc une émanation du vécu du sujet et s'applique à lui comme une expérience de son intimité la plus profonde. Cette expérience, l'intimité, le vécu intime du sujet, ne se garde pas. Le douloureux, en vivant sa douleur, dans l'immense majorité des cas, a besoin de se plaindre, c'est-à-dire de se lamenter, d'exprimer sa souffrance, sa douleur. Très rares sont les cas où le douloureux conserve sa douleur, la vit sans rien dire. À un moment donné, par une attitude ou par un comportement, il dévoile sa douleur ; par exemple par le repli sur lui-même ce que l'on voit chez certains enfants, chez des vieillards. Mais ce repli anormal pour un être humain est en fait un signe de communication, de dialogue à relever.

La douleur oblige donc l'être humain à s'exprimer, à se plaindre. Cette plainte se fera en direction d'un tiers, de l'autre. Il y a donc communication car le plaignant ressent le besoin de crier sa douleur et « l'appelé » ressent le besoin de répondre par son empathie au douloureux. On ne se plaint qu'à celui qui peut répondre à cette plainte, qu'on ressent sensible à la plainte, capable d'aider dans cette épreuve. Cela implique donc de la part du douloureux une analyse fine de la personnalité de celui à qui il se plaint et la capacité à évaluer son potentiel à répondre justement à la demande. Celui qui est interpellé par le douloureux devra, lui aussi, analyser finement la demande pour adapter sa réponse. Il se crée alors une communication complexe et de cette communication une alliance pour recevoir et donner, créant la liberté des deux communicants. C'est en cela que la douleur prend des dimensions toutes différentes et influe profondément dans le merveilleux du relationnel humain dont le plus beau des trésors est l'amour.

Il faut aimer l'autre pour se plaindre et lui donner sa confiance ; il faut aimer l'autre pour le libérer de son fardeau et répondre à sa demande. Cet amour n'est pas un amour sensuel, ni charnel, il est l'amour de l'un pour l'autre, un amour basé sur l'amour de donner, de recevoir, d'échanger, de partager, un amour fraternel qui cristallise une composante primordiale de l'humain.

Avant d'explorer ce domaine de l'échange et de la communication à travers et par la douleur, je vous propose d'éclairer certaines données concernant la douleur, sa connaissance, ses définitions, ses mécanismes ainsi que sa prise en charge. Ces renseignements seront volontairement simples pour que tous puissent y accéder et qu'ils ne rebutent personne. Posant le problème, ils aideront à mieux saisir le contenu de l'autre partie de ce travail concernant la douleur et la communication.

Définir la douleur

Dans toute méthodologie, pour bien cerner un problème, il convient de le définir, d'apporter des éclaircissements afin qu'aucune confusion n'existe. Il nous faut donc ici bien analyser ce que l'on appelle douleur.

Le Petit Robert présente un encadré concernant la douleur après l'avoir défini ainsi :

Dans un premièrement, la douleur est « une sensation pénible en un point ou dans une région du corps »

Dans un deuxièmement, est évoquée la douleur morale : « sentiment ou émotion, pénible résultant de l'insatisfaction des tendances, des besoins → souffrance. »

Nous devons préciser comme postulat actuel que le terme douleur n'est employé aujourd'hui que pour la douleur physique. Certains auteurs emploient le terme souffrance pour la douleur morale mais nous avons vu que la souffrance est bien plus, qu'elle s'étend à d'autres pénibilités.

Lisons à présent l'encadré qui précise parfaitement les données linguistiques de ce mot :

« Ce mot vient du latin *dolor*, *doloris* “douleur, souffrance” et “peine, tourment” (cf. *roum*, *durere*, it. *dolore*, cat. et esp. *dolor* port. *dôr*), correspondant du grec *odunĕ* (anodin) et *algos* (algie), concurrençant dans les langues romanes *dolus* “douleur” issu comme lui de *dolere* “souffrir” . Les mots français se rattachant à cette famille recouvrent la notion de douleur physique (le latinisme de droit *pretium doloris* [prix], le terme savant de dolorisme et indolore ou douloureux, endolori, anti-douleur et souffre-douleur ainsi que dolent et indolent), comme celle de plainte (doléance et condoléance) ou de souffrance morale (deuil, endeuillé). L'anglais a emprunté *dolour* au XIVe siècle. »

Prenons connaissance de la définition qu'en donne le *Dictionnaire Larousse* :

« n.f. (lat. *dolor*), souffrance physique : douleur aiguë. Affliction, souffrance morale : apaiser la douleur de quelqu'un.

Douleur morale (psychiatrie) : tristesse profonde, accompagnée d'auto-accusations de fautes imaginaires, qui constitue un des symptômes principaux de la mélancolie. »

Là aussi il y a une dichotomie entre douleur physique et douleur morale. Dans ces définitions deux mots sont présents : sensation et pénible.

Une sensation est un « phénomène psychologique, (ou plutôt neuro psychologique) par lequel une stimulation externe ou interne (en neurophysiologie on parle de stimulus) a un effet modificateur spécifique sur l'être vivant et conscient ; état ou changement d'état ainsi provoqué, à la prédominance affective (plaisir, douleur) ou représentative (perception.) » nous dit *Le petit Robert*.

C'est donc bien une information qui entre dans la conscience de l'être et le renseigne sur telle ou telle situation de stimulation. Si d'autres informations se regroupent, se rejoignent, on parle de champ perceptif.

Dans pénible, on ressent la peine. Cet état psychique, affectif, fait d'un sentiment de tristesse et de dépression dont la cause est connue, c'est aussi l'abattement, la désolation, la détresse, la misère, la tristesse. Quelque chose de pénible, ou qui est pénible, c'est quelque chose qui se fait avec peine, avec fatigue, quelque chose d'astreignant, de contraignant, de difficile et même de « tuant », qui est moralement difficile, désagréable, cruel. Donc la douleur renseigne la conscience de l'organisme par la sensation de quelque chose de désagréable et vécu comme tel par lui.

Il faut que nous donnions la définition actuelle reconnue dans le monde de l'algologie, c'est-à-dire celle de la médecine. Elle a été élaborée par l'IASP (*International Association for Study of Pain*), association scientifique mondiale qui est la référence en algologie. Cette définition arrive à relier un phénomène douloureux physique à un ressenti pur, un vécu pur. Donc pour l'IASP, la douleur est une sensation :

« Sensation et émotion désagréables, associées à des lésions tissulaires réelles ou potentielles ou présentées en des termes décrivant de telles lésions. »

Cette définition laisse un espace pour des douleurs dont le support n'est pas obligatoirement biologique pur ; elle est une avancée dans le domaine de la compréhension de la douleur de l'autre. Elle induit des champs de recherche et surtout de communication. Les termes « présentées » et « décrivant » impliquent un relationnel, un don d'informations, de descriptions du ressenti que vit le douloureux, le ressentant. Elle place le douloureux au cœur de la plainte qu'il formule, et non pas le soignant récepteur de la plainte qui la « contorsionne » et l'adapte à ses propres données d'analyses. N'oublions pas que dans le vécu de la douleur le besoin de se dire est fondamental, primordial.

Les supports de la douleur

Le premier support que l'on doit aborder lorsque l'on s'occupe et que l'on s'intéresse à la douleur c'est son **support neurologique**. C'est-à-dire la partie de l'organisme qui permet le fonctionnement biologique du phénomène douloureux. Le **support biologique** de la douleur se trouve dans le système nerveux de l'organisme. Il y a - et très peu de gens le savent - une structure à l'intérieur du système nerveux de l'organisme qui est spécifique à la douleur et qui n'existe que pour que la douleur prenne naissance et soit. Il y a donc dans notre organisme une structure neurologique qui n'existe que pour que nous ayons mal. On appelle cette structure les **voies et centres de la douleur**. Au contraire de ce que beaucoup de gens pensent la douleur dans le système nerveux n'existe que par elle-même c'est-à-dire que la douleur n'est pas du tact exagéré ou une autre sensation exagérée. Ce qui a de plus extraordinaire et de merveilleux c'est qu'à l'intérieur du système nerveux des éléments et des interconnexions permettent de régulariser la douleur. Le système de la douleur est un système adaptable, adaptatif. Il s'adapte suivant les circonstances. Cette adaptation montre bien la connotation relationnelle et d'échanges de la douleur, même dans sa structuration la plus intime du biologique.

Les voies et centres de la douleur reposent sur des circuits neurologiques particuliers. Des terminaisons nerveuses se situent dans les tissus et recueillent les anomalies de ces derniers qui vont être considérées comme douloureuses. Cette information circule le long d'un nerf qui est un nerf sensitif pour pénétrer le système nerveux central (partie du système nerveux composé de la moelle épinière et du cerveau), au niveau de la moelle épinière. Ces voies remontent le long de la moelle épinière vers une structure

au centre du cerveau que l'on appelle le thalamus où toutes les sensibilités convergent. Le thalamus, on pourrait dire, donne son côté affectif à la douleur. L'événement douleur va être projeté sur le cortex de l'encéphale où il se produit une reconnaissance spatiale, on prend alors conscience de l'endroit où l'on a mal, et une reconnaissance affective et raisonnée du phénomène douleur s'effectue. En neurosciences, on parle d'intégration du phénomène douleur dans les zones corticales qui donne toute sa dimension à la douleur.
La douleur n'est pas un simple courant électrique qui circule le long de fibres nerveuses, il existe une composante chimique, neurochimique très complexe faisant intervenir des récepteurs au niveau cellulaire expliquant l'action de la morphine. Il a été démontré qu'il existe des molécules : des substances morphiniques de l'organisme qui jouent dans la régularisation de la douleur, ce sont les enképhalines (1975) venant d'un mot anglais *enkephalin,* du grec *egkekalos :* qui est dans la tête.
Ce sont des substances du système nerveux qui participent à l'intégration des informations sensorielles relatives à la douleur. Ces substances ne sont qu'une catégorie de structures biochimiques participant à la genèse du phénomène douleur dans le système nerveux. Il existe par exemple au niveau de la moelle épinière des processus chimiques faisant intervenir certaines protéines comme la substance appelée substance P (P pour *pain*, douleur en anglais) qui joue un rôle important dans la transmission de certaines fibres. Pour montrer la difficulté d'appréhension de l'intimité du phénomène biochimique de la douleur les algologues emploient un vocabulaire imagé, ils parlent de « soupe », avouant ainsi leur perplexité devant la difficulté et leur incapacité à donner une idée juste de ce qui peut vraiment se passer.

En plus des phénomènes chimiques, et biochimiques, il existe comme nous l'avons évoqué des systèmes de régulation de la douleur. Lorsque vous vous tapez sur le doigt malencontreusement, vous retirez la main sans le vouloir, c'est là un phénomène réflexe incontrôlable, puis vous vous frottez la main ou la portez à la bouche ou encore vous sucez la partie traumatisée. On se sert là d'une autre partie du système nerveux qui nous sert à toucher, c'est le tact. En se frottant, on stimule sur la peau des récepteurs qui nous font ressentir la qualité du tact et le transmettent au système nerveux. Le tact stimulé, va réaliser, par un jeu complexe d'interactions, une barrière à la progression de la douleur, c'est ce qu'on appelle en anglais le *Gate control* que l'on traduit en français par **la théorie de la porte ou du portillon**. En frottant, on empêche le phénomène douleur de progresser, on régularise la douleur. Bien évidemment, ce concept de contrôle élaboré par Melzack et Wall en 1965 est complexe et discuté actuellement sur son fonctionnement intime mais l'idée qu'il donne de la régulation et le support pédagogique qu'il apporte sont très importants. Il y a donc des systèmes de régulation, d'adaptation à la douleur qui permettent de la moduler, de l'adapter.
Il existe des structures nerveuses influençant la douleur comme par exemple la formation réticulaire qui se trouve dans la partie située entre la moelle épinière et le cerveau : le tronc cérébral qui joue un rôle dans le sommeil et la veille et qui explique en partie que, lorsqu'on a mal, on se réveille ou on ne peut pas s'endormir. Le cortex du cerveau où neurologues, neuroanatomistes et neurophysiologistes situent la conscience joue aussi un rôle sur la douleur. Sublimée, emportée par une action prenante, la douleur peut être contrôlée ou même ignorée. C'est le cas du soldat gravement blessé qui continue à se battre.

Je voudrais évoquer aussi une autre partie du système nerveux : c'est le système nerveux autonome (subdivisé en orthosympathique et parasympathique) qui régularise notre organisme dans ses fonctions de base dites végétatives en dehors donc de notre conscience comme la digestion, la tension artérielle, la respiration … Si ce système est perturbé, certaines douleurs apparaissent, très particulières et intéressant l'algologie.
Il faut aussi préciser que la douleur a une influence sur ce système nerveux autonome. C'est ce que vous vivez lorsque se produit en vous une douleur vive qui vous surprend et que vous avez besoin d'exprimer, ressentant une perturbation au niveau cardiaque, comme une palpitation anormale vous dites : « Cette douleur m'a porté au cœur. »
On voit donc que même avec ce résumé très succinct et très schématique du phénomène biologique douleur que la genèse de la douleur est très complexe et que nous ne connaissons bien évidemment pas tout sur son intime existence. Il faut sûrement pour être plus près de la vérité, envisager que tout l'organisme participe au phénomène douleur et que la douleur participe à tout l'organisme. La complexité extrême de ce phénomène le fait intégrer dans la globalité de l'organisation de l'être et ne le cantonne plus à un simple phénomène d'alarme banal comparable à une sonnerie alertant d'un danger. Il y a interpénétration de tout l'ensemble de l'être et de la douleur. Elle investit intimement la conscience de l'homme, son histoire, son futur, amplifiant ses craintes, elle interroge par un contrôle possible. Nous voyons qu'elle est un moyen de communiquer. Communication dans l'introspection même de l'être qui la perçoit et de l'être global avec la totalité de son environnement. La douleur peut être considérée comme une interface. Elle prend alors là tout le sens de

son mystère. La douleur est donc une expérience de vie unique démontrant le subtil de la vie et de l'existence.
Le phénomène douleur ne s'arrête pas au biologique et au neurobiologique. La **sensation neuropsychologique** de la douleur est en fait une perception c'est-à-dire qu'elle va engendrer une connaissance beaucoup plus complexe dans le profond de l'être. On parle de cognition, c'est-à-dire la connaissance intuitive et globale dans son immédiateté, d'un évènement ou d'un facteur pouvant être analysés par certains systèmes fonctionnels de l'être. La cognition est au-delà de l'organe donc de l'organisme ; elle renseigne l'existence de l'existant. Par la cognition on connaît, par une analyse fine et globale sans que les étages de l'analyse soient conscients.
On sait si une douleur est dangereuse d'emblée avant même de savoir comment elle est réalisée et qui ou quoi l'a réalisée. Cette cognition s'appuie sur une connaissance et des expériences. Cette cognition, cette connaissance, intime est vécue, ressentie, elle va engendrer une émotion. L'émotion est un ressenti propre de l'organisme, un ressenti unique, c'est-à-dire qu'un organisme, et au-delà l'être s'y appuyant pour exister, va ressentir une modification dans le déroulement de son existence suivant son histoire et ses expériences, l'être va catégoriser l'émotion mais l'essence même de l'émotion sera unique à chaque être. Un des moyens que l'être a de classer ses émotions est la communication, l'échange avec d'autres, partant du postulat qu'ils sont semblables à lui-même et ont une connaissance déjà vécue de cette émotion. En cela l'émotion est communication et échange. Sans les autres l'émotion serait toujours vécue en valeur absolue, il n'y aurait jamais de comparaison possible, l'existence serait donc unique, ne produisant aucun échange. C'est l'échange et le comparatif par la relation et la communication qui permettent de ranger, de hiérarchiser

les émotions, d'en faire un classement, d'avoir un repère que l'on utilise comme une grille comparative. Ce repère est imprégné des émotions des autres.
La douleur crée donc une émotion, un ressenti intime et personnel que l'expérience des autres va colorer et agrémenter. Cette émotion n'existe que par les émotions passées et présentes des autres. Pour qu'il y ait échange, il faut qu'il y ait relation qui va se faire sur les deux modes les plus employés du relationnel : le mode verbal et le mode comportemental. Un douloureux va parler et décrire ce qu'il vit, demandant à l'autre de récupérer ses dires émotionnels et cognitifs, de les analyser pour lui donner un repère de déjà vécu pour le rassurer. Car un fait fondamental de la douleur est l'inquiétude qu'elle génère.
Toute douleur engendre une inquiétude teintée de panique. D'autres souffrances ne génèrent pas d'inquiétude. Par exemple la soif n'inquiète pas, elle génère une recherche d'eau ; si son manque est réel, cela inquiète mais c'est là l'impossibilité adaptative qui inquiète ; la soif désagréable n'inquiète pas. La tristesse de la perte d'un être n'inquiète pas, au contraire, sans bien évidemment rassurer, elle crée un abandon où l'inquiétude pour soi-même est absente au point que les endeuillés peuvent se suicider. La douleur inquiète toujours et le mode relationnel verbal est un moyen de calmer cette inquiétude. Le comportement du douloureux est aussi un mode relationnel important, il permet de connaître son état de mal être intime. Il est un moyen très important de relation et de description indirecte du ressenti désagréable, demandant bien souvent un comportement de l'autre en échange qui va calmer les tensions internes créées par la douleur.
Un enfant douloureux va pleurer et s'agiter. Cela déclenchera chez ses proches une tendresse, un accueil, une protection, des caresses, des adaptations qui vont répondre à ce comportement. Tout va se cristalliser en vue

d'une action directe sur le phénomène douleur pour le calmer.
Le phénomène douleur peut révéler aussi des phénomènes physiologiques qui vont renseigner le douloureux et l'observateur, dessinant une idée sur la douleur. Par exemple, une jambe fracturée va bouger anormalement, ce qui explique au douloureux d'où provient sa douleur et à l'observateur de quoi peut souffrir le douloureux.
Bien d'autres facteurs vont intervenir comme la notion de temporalité : passé, présent, futur. Le handicap potentiel qui peut être créé par les lésions entraînant le phénomène de ressenti douloureux peut augmenter la douleur. Par exemple, une main coupée, tranchée peut avoir un ressentiment plus douloureux que la lésion elle-même car le sujet va se voir d'emblée amputé et infirme.
Les facteurs, et ils sont nombreux, environnementaux, mais aussi familiaux, socioculturels, ethniques, liés aux traditions, mythologiques (au sens des mythes d'un groupe), religieux, spirituels, politiques… vont influencer le phénomène douleur.
Tout cela nous démontre encore plus les dimensions considérables du phénomène douleur. Avec cette approche que l'on désigne actuellement comme « globale » d'un phénomène physiologique que l'on considérait auparavant trop simplement, c'est-à-dire comme un simple événement neurologique (on ne retrouve que très rarement des chapitres concernant la douleur et son explication propre dans les précis de physiologie et de médecine ancienne, elle y est considérée presque toujours comme secondaire à une cause) on se rend compte que les phénomènes de douleur et de non-douleur sont des phénomènes d'existence binaire : avoir mal ou ne pas avoir mal mais dans leurs domaines respectifs d'une complexité incroyable et non encore élucidée, des moyens d'être et d'être avec les autres. Le phénomène de non-douleur est le

contre-poids, le pendant de la douleur. Il est aussi important que le phénomène douleur lui-même puisque le système des voies et centres de la douleur que nous avons décrit est en équilibre et non productif. Qu'est-ce qui le stabilise à ce point, et pourquoi n'avons-nous pas toujours mal ?

La douleur et la non-douleur sont des moyens de communication avec soi-même, avec le reste du monde et avec les autres êtres vivants.

Par son approche globale la douleur cesse d'être une réaction neurologique simple pour devenir un système complexe sur lequel repose l'existence et un mode d'échange entre l'intimité de l'existence et l'expérience merveilleuse de la relation aux autres existences. Ce double mode relationnel que l'on pourrait qualifier de « centripète » et « centrifuge » - centripète vers soi, centrifuge vers l'autre - amplifie la conception introspective de l'existence et de l'inconscience. La douleur, au lieu d'être vécue comme péjorative et nuisible, peut être au contraire un moyen d'envisager une expansion de la conscience et un enrichissement de l'existence, donc de l'espérance. Ceci dans la mesure et uniquement à cette condition qu'il y ait intervention de l'autre pour la calmer, la comprendre, la prendre en compte et l'arrêter. L'être qui a eu mal et que l'autre a soigné est enrichi de cette relation qui le pénètre au plus profond de lui. Le soignant du douloureux est enrichi du bien qu'il a produit, de même que son expérience émotionnelle par le vécu de l'autre.

Les paramètres influençant la douleur et leur analyse

La douleur n'est pas un ressenti unique et immuable ; elle est influencée par certains paramètres. L'analyse du ressenti de la douleur chez les douloureux et l'expérience même de la douleur montrent que la perception douloureuse est modulable. Elle ne se donne pas comme un ressenti unique, immuable, comme si on la ressentait en un bloc. La douleur varie suivant des circonstances et des paramètres qui peuvent la modifier. On emploie ici le terme « paramètres » dans son sens figuratif. Ce sont des éléments qui ont leur importance et dont la connaissance explique les caractéristiques essentielles de l'ensemble d'une problématique.

1) Le premier paramètre qui influence le ressenti d'une douleur est **le couple temps/durée.**
Le temps s'applique sur une douleur suivant plusieurs modalités. Il intervient suivant la durée de la cause qui va provoquer la douleur et la durée de la douleur elle-même en dehors du temps de sa cause. Cela donne à la douleur ressentie une connotation plurimodale temporelle qui n'est jamais prise en compte mais qui est très importante à évaluer pour avoir une idée juste de la douleur. La notion de durée d'une douleur va être intimement liée - nous le verrons plus loin en détail - à l'intensité du ressenti douleur. Durée et intensité vont s'auto-influencer pour donner un paramètre propre au ressenti douleur.
On peut actuellement différencier certains types de douleur en fonction de leur durée. Il existe des **douleurs rapides**. La rapidité même de la cause créant la douleur peut diminuer son intensité. C'est, par exemple, un coup tranchant sur la peau qui va très peu se ressentir malgré une plaie importante car la coupure est rapide dans un

contexte d'investissement intensif du sujet. C'est ce que l'on rencontre dans les traumatismes de guerre.

Il y a la **douleur aiguë** qui est une douleur en rapport avec l'évolution de sa cause, c'est par exemple les douleurs chirurgicales. Leur prise en charge est essentielle et fondamentale, elle occupe une place primordiale avec une discipline qui s'y intéresse à part entière : l'anesthésie. Cette prise en charge évite notamment les **douleurs mémoire** dont nous reparlerons.

Il y a la **douleur qui perdure** : douleur aiguë, non calmée qui va durer un certain temps et attaquer l'organisme.

Il existe **la douleur chronique** définie actuellement comme une douleur qui dure depuis plus de trois mois (on évoquait auparavant des douleurs qui duraient plus de six mois). C'est l'algologie qui prend en charge ce genre de douleur.

On peut individualiser aussi des **douleurs régulières** et qui durent. Je ne sais pas s'il faut employer alors le terme « chronique ». Les douloureux se plaignent d'une douleur qui revient régulièrement mais qui laisse la place à des moments de calme. Ces douleurs apparaissent régulièrement, par exemple une semaine par mois en moyenne, sur une très longue période. On peut voir, par exemple, des douloureux souffrant depuis vingt ans une dizaine de jours par mois et le reste du temps ne pas avoir mal ou très peu. Les douleurs des règles chez la femme en sont un bon exemple. Elles sont actuellement reconnues et des congés spécifiques existent pour celles-ci.

On peut définir aussi **les douleurs de fin de vie** avec une date butoir, celle de la mort du sujet. Elles ne servent à rien puisque le sujet, bien souvent, ne peut pas s'adapter, s'abandonnant à sa fin de vie. Il faut impérativement les contrôler et les supprimer.

Le temps influence encore la douleur avec l'âge du douloureux et c'est là une modalité supplémentaire de

l'influence temporelle sur la douleur. En effet, suivant l'âge du douloureux, il va exister des particularités à prendre en compte et en charge.
Il existe des **douleurs anténatales**. Nous savons que les fœtus peuvent avoir mal dès la septième semaine de grossesse.
Le nourrisson, le jeune enfant présentent des particularités dans le vécu de leur douleur et leur expression. Par exemple, il existe des comportements d'isolement et de repli sur soi chez l'enfant lors de ressentis douloureux. Il peut exister des comportements de fuite, de non-adaptation ou même de dépression chez les jeunes enfants douloureux chroniques comme par exemple les jeunes migraineux ou céphalalgiques.
Les adolescents sont aussi à prendre en compte quand ils présentent des phénomènes douloureux. Face à des douleurs mal gérées, ils peuvent s'adapter moins facilement à l'ouverture au monde et réagir par des états dépressifs réactionnels.
À l'âge adulte, les circonstances de vie sont à identifier, leurs particularités pouvant générer des douleurs influençant l'évolution normale. La femme enceinte en est un exemple frappant, mais aussi les jeunes parents douloureux qui ne peuvent pas alors s'occuper de leurs enfants comme ils le voudraient.
À l'autre bout de la vie, il y a la vieillesse et la grande vieillesse qui présentent des particularités au ressenti et à la prise en charge de la douleur. Notamment, pour certains auteurs, il existe durant la vieillesse une **presbyalgie** c'est-à-dire une baisse de la fonction d'alerte de la douleur aigüe, comme il y a une presbytie, qui est une difficulté à voir net de près liée à l'évolution naturelle de l'œil avec l'âge.

2) A côté du temps, de la durée, on retrouve comme paramètre influençant la douleur : **le lieu de sa genèse**, c'est-à-dire l'endroit de l'organisme où elle « apparaît », son point de départ anatomique. Quand on l'évoque, on se réfère au système nerveux qui est le support biologique, physiologique de la douleur en considérant aussi que le « psychologique » et le « psychiatrique » s'appuient aussi sur ce même système nerveux. On peut donc évoquer, différencier différents types de douleurs en fonction de ces données.
Si la douleur est créée par un mécanisme ayant son point d'impact à l'extérieur du système nerveux, c'est-à-dire si la cause génératrice de la douleur stimule les terminaisons nerveuses qui font pénétrer le phénomène douleur à l'intérieur des voies de la douleur et à l'intérieur du système nerveux, on parle de **douleur nociceptive ou de douleur d'hyper nociception**. La nociception est une sensibilité, celle de la douleur ; « noci » comme nocif qui vient du latin *nocivus* : nuire et « ception » : c'est ressentir. C'est la douleur que tout le monde connaît, que l'on ressent quand on se pince la peau.
Si la douleur est créée à l'intérieur du système nerveux par une destruction, par exemple lors du zona, on parle de **douleur neurogène**. Le zona est une maladie due au virus de la varicelle que l'on contracte dans l'enfance le plus souvent. Restant quiescent, c'est-à-dire caché, silencieux dans certaines parties du système nerveux central, il va se réveiller et se multiplier créant le long d'un nerf des lésions typiques lors d'une perturbation de l'organisme à l'âge adulte. Le virus va donc détruire le nerf et une douleur d'une qualité particulière va apparaître. Les destructions à l'intérieur du système nerveux ne seront pas dues uniquement à des agents infectieux. Des traumatismes du nerf, par compression par exemple dans certaines hernies discales de disques intervertébraux

appelées hernies discales, pourront réaliser de telles douleurs. Certaines tumeurs, irradiations, maladies métaboliques comme le diabète, des toxicomanies comme l'alcoolisme, peuvent également attaquer le système nerveux et créer ce genre de douleur qui se diagnostique par deux ressentis particuliers. La douleur est à type de brûlure en continu, de picotements permanents sur lesquels existent des décharges électriques. En plus de ces deux ressentis, il y a une particularité : il existe sur la peau une zone anesthésiée au tact, correspondant au nerf ou à la partie du système nerveux lésée, mais très douloureuse à l'effleurement ce qui semble paradoxal au sujet mais s'explique très bien par les phénomènes neurologiques de régulation de la douleur qui sont détruits. Ces douleurs auparavant étaient qualifiées de douleurs de désafférentation. On parle actuellement de douleurs neurogènes c'est-à-dire de douleurs générées au sein du système nerveux.
Il existe aussi des **douleurs par perturbation du système nerveux végétatif**. Nous avons vu que cette partie du système nerveux servait à faire fonctionner les fonctions vitales non conscientes de l'organisme, comme par exemple la tension artérielle. Elles s'accompagnent de manifestations vasomotrices : phases de vasodilatation (œdème, rougeurs, chaleur) pouvant alterner avec des phases de vasoconstriction (froideur, marbrures). Ce sont des douleurs profondes (brûlure, grignotage, serrement) et associées à des troubles de la sensibilité à rechercher (allodynie, hyperpathie).
À côté de ces types de douleur dont le support est purement biologique, il existe ce que l'on nomme des **douleurs psychogènes**. Ce sont des douleurs ressenties comme telles, existant comme douleurs mais générées par un conflit ou une perturbation psychologique. On peut évoquer ces douleurs lorsque l'interrogatoire, l'examen

clinique et les examens complémentaires sont négatifs. Ce type de douleur est « vécu comme », « ressenti comme » une vraie douleur. Il faut les récupérer comme telles et les prendre en charge.
On retrouve aussi des **douleurs en psychiatrie**, ce sont des douleurs dans les maladies psychiatriques, les maladies mentales. On retrouve, par exemple, des douleurs dans l'hystérie ou dans certaines maladies où le délire est au premier plan. Ce sont là des douleurs délirantes vécues comme des perceptions douloureuses ; il faut s'en occuper.
Aux confins du neurologique et du psychologique, à l'intérieur de la mémoire, il peut exister des douleurs qu'on appelle les **douleurs mémoire**. Ce sont des traces toujours vivaces de douleurs passées. Elles sont à prendre en compte à la source par une parfaite gestion de la douleur aiguë qui perdure ou même des douleurs chroniques.
Enfin, si on ne retrouve aucune cause ni somatique ni psychologique ni autre, on peut évoquer des douleurs qui n'ont pas de cause. On les appelle **douleurs *sine materia*** (sans matière, sans support), **douleurs idiopathiques**.

3) Certains **facteurs environnementaux** vont avoir une influence sur la phénoménologie douleur. Il est bien évident que le milieu, dans lequel vit un individu, a une influence sur la perception de sa douleur. Quand on envisage le milieu, on conçoit le milieu socioculturel avec ses critères historiques, traditionnels, sociaux ; les différentes appartenances à un groupe : le couple, la famille, la classe sociale ; l'appartenance professionnelle. Il est évident qu'un commerçant vit et présente ses douleurs différemment d'un ouvrier du bâtiment ou d'un employé de bureau. L'environnement économique, professionnel, le travail effectué, les contraintes du lieu

d'existence (milieu urbain ou rural) influencent le phénomène douleur. Vous pouvez trouver vous-mêmes d'autres facteurs du vécu qui peuvent influencer ce phénomène douleur.

4) Un autre paramètre très important, qui a une influence sur le phénomène douleur, est le sujet lui-même et les évènements traumatisants qu'il a pu vivre ; traumatismes psychologiques, somatiques, et corporels. Les maladies et leur évolution vont impacter aussi le phénomène douleur. Les douleurs et toutes leurs caractéristiques déjà vécues vont avoir une influence sur la douleur que vit le sujet à un moment précis. Enfin il peut exister des paramètres particuliers au sujet. Paramètres qui n'existent que pour un sujet, que pour lui. Nous pourrions dire ponctuellement pour lui.
Dans un même milieu, au même moment chaque individu va avoir une évolution et présenter un état d'évolution qui lui est propre. La douleur qu'il ressent, le mode de ressenti et la manière dont il va en parler changent pour chaque individu.
On peut donc envisager que chaque phénomène de douleur ressentie est unique dans le temps, l'espace et le ressenti d'un sujet. C'est pour cela que le médecin algologue, à chaque instant fait face, à un phénomène unique qu'il doit appréhender de manière unique pour le prendre en charge. De plus, ce phénomène n'est pas statique c'est-à-dire qu'un individu, à un certain moment, présente une perception douloureuse mais qui va se modifier régulièrement. Même le souvenir de la douleur se modifie constamment. On peut donc dire que le phénomène douleur est en perpétuelle mutation. Il est fluide dans le ressenti, le vécu de l'individu et on ne peut qu'en avoir une image figée, à un moment donné. À cause de cette dynamique cette image sera toujours imparfaite. Vu la

fluidité et l'instabilité, de ce phénomène, il faut, pour le recentrer et le soigner, avoir tout de même des repères pour qu'un échange, une communication, une prise en charge se fassent, et que le désagréable du phénomène diminue ou disparaisse.

Les repères que l'on va essayer d'utiliser pour capturer le vécu douloureux, pour avoir une idée de la douleur, proviennent de l'interrogatoire et de l'examen clinique médical. Nous n'évoquons là que l'exploration de la douleur, les explorations de la cause de la douleur font partie d'une autre conception. Par exemple, on réalisera un scanner pour objectiver une masse quelconque qui sera la cause d'une douleur. On possède des moyens techniques, biologiques, biotechnologiques pour en expliquer les causes. Le phénomène subjectif de la douleur pure détachée de sa cause ne repose que sur le savoir clinique du médecin, du soignant ou de l'observateur et sur la description qu'en fait le sujet douloureux. Donc l'exploration absolue de la douleur ne repose que sur du subjectif, celui du soignant et celui du ressentant. On ne peut donc pas avoir une idée objective certaine du phénomène douleur. De plus, l'expérience, l'histoire et les propres douleurs du soignant influencent son art.

En ce qui concerne le soignant, il existe en effet un véritable art de l'examen du malade. Tout examen médical se compose de deux grandes parties : l'interrogatoire et l'examen clinique qui lui-même repose sur l'inspection, la palpation, la mobilisation… de l'organisme du sujet. L'interrogatoire, lui aussi, est divisé en deux grandes parties : l'histoire de la douleur et la description de la douleur. Le soignant va donc s'appuyer sur une sémiologie c'est-à-dire sur l'étude de certains signes qu'il connaît, qu'il doit regrouper ou éliminer pour avoir une idée, son idée, de la douleur du sujet souffrant. Il serait

trop long et fastidieux de rentrer dans les détails et cela reviendrait à écrire un énorme traité de médecine.
Ce qui est plus intéressant et qui vous concerne tous, c'est : comment le ressenti du plaignant va être exploré par les questions du soignant ? Pour cela, plaignant et soignant vont s'appuyer sur deux groupes de moyens relationnels : un premier groupe va reposer sur l'appréhension du corps même du douloureux et un deuxième sur la description de la douleur par le douloureux.

a) **le premier groupe s'appuie sur le corps**. Le douloureux va renseigner le soignant sur la topographie de sa douleur, c'est-à-dire où, dans son organisme, il ressent la douleur. Cette analyse est tridimensionnelle car le corps humain prend volume dans les trois dimensions de l'espace classique. Le douloureux va donc localiser sa douleur en surface, c'est-à-dire sur la peau, mais aussi en profondeur dans l'espace de son corps. Il l'indiquera, suivant la conception qu'il a de son propre corps. Le soignant doit s'adapter à l'image qu'a le douloureux de son propre corps qui, le plus souvent, n'a rien à voir avec l'anatomie. On se sert donc de schémas comme supports de description. Le douloureux va s'exprimer aussi sur le fonctionnement de son corps. Par exemple, si la douleur l'empêche de marcher, il le dira et le décrira, le mimera. Là aussi, le douloureux a une vision propre du fonctionnement de son corps qui n'est pas toujours en adéquation avec la physiologie. Là encore le soignant devra récupérer les données, les réinterpréter dans le concept de physiologie et de fonctionnement de l'organisme reconnu par le plus grand nombre. On voit bien ici un paramètre essentiel qui va influencer le phénomène douleur, c'est la conception qu'a le sujet de son propre corps et de son fonctionnement. C'est une difficulté majeure de l'expérience et du recueil des données. Le douloureux et le soignant ne parlent pas toujours le même langage au sujet du corps et de son fonctionnement ; il doit y avoir une interprétation et un recadrage des données exprimées ainsi qu'une approche pédagogique spécifique du douloureux à des fins d'amélioration de son ressenti. Ces paramètres influencent énormément le phénomène douleur et son recueil, il y aura plus d'inquiétude selon les parties du corps. Les douleurs des organes génitaux sont par exemple toujours très mal vécues par leur influence sur la potentialité sexuelle et de reproduction. La tête représente un lieu où symboliquement se trouve la raison, donc une douleur ressentie à la tête peut influencer cette raison. Des douleurs du cœur ou en regard du cœur sont vécues comme pouvant porter atteinte à la vie. La symbolique générale, culturelle, sociale du corps et la symbolique propre du sujet concernant son corps vont donc jouer un très grand rôle que le soignant devra appréhender, comprendre, reformuler et corriger si besoin.

b) **Le deuxième groupe de renseignements repose sur la verbalisation de la douleur**, c'est-à-dire comment le sujet va exprimer sa douleur en dehors de son corps pour être en relation avec autrui et l'informer sur son ressenti intime. Quand on emploie le terme verbalisation, on pense à la parole, mais ce n'est pas le seul moyen d'expression possible. On peut faire dessiner au douloureux sa douleur, c'est ce que l'on fait le plus souvent avec les enfants. Cela peut se faire également avec n'importe quel adulte. On peut donc se servir de moyens plastiques, musicaux ou de repères déjà existants comme certaines photographies. En transcrivant une ambiance, le sujet exprime par un art, un support artistique, sa douleur. On peut parler de l'exploration « figurativo-sensorielle » de la douleur. La musique et certains sons peuvent être aussi utilisés. Une

douleur pourra être comparée à un son désagréable, aigu ou grave pour exprimer son ressenti pénible.
En dehors de ces supports d'expression, le langage va être le meilleur moyen pour le douloureux de dire sa douleur. Il va se servir de son langage pour communiquer à l'autre ce qu'il ressent. Là aussi un paramètre essentiel va modifier l'expérience de la douleur, la richesse ou la pauvreté du langage. La description pourra être pléthorique ou très pauvre. Le plus facile va être de demander au douloureux de chercher des qualificatifs pour désigner, décrire sa douleur. Il va se servir d'adjectifs, mots qui qualifient ou déterminent le substantif auquel il est joint, le substantif étant un mot.
L'adjectif qualificatif va exprimer la qualité c'est-à-dire la manière d'être. La douleur par exemple peut être sourde, bruyante, « rongeante ». Le douloureux peut se servir aussi de comparatifs, c'est-à-dire qu'il comparera sa douleur à une douleur qui fait normalement partie de l'expérience de tout le monde. Par exemple à une brûlure dont tout le monde a fait l'expérience. Donnons des exemples d'expressions utilisées pour connaître et faire connaître le vécu de la douleur : élancements, décharges électriques, coups de poignard, coups d'aiguille, tiraillements, brûlures, pincements, fourmillements, douleur en étau, lourdeur, pénétrante, épuisante, fatigante, angoissante, obsédante, insupportable, énervante, exaspérante, irritante, désespérante, déstabilisante, déprimante…
Un autre vocabulaire va être utilisé pour définir l'intensité de la douleur. On va demander au sujet d'évaluer la densité de la douleur par des termes induisant une notion de quantité et de qualité d'importance. On peut donner comme exemple : nulle, absente, très faible, faible, juste faible, modérée, forte, très forte, extrêmement forte. On va aussi utiliser, pour faire retransmettre par le douloureux

l'intensité de sa douleur, des chiffres. On va demander au douloureux de coter sa douleur de 1à 10. Cela pourra donner des repères, une cotation à un instant donné, et permettre l'exploration du changement de la douleur. Son augmentation ou son amélioration seront évaluées par comparaison des diverses cotations.
On peut se servir aussi des sens pour comparer l'intensité de la douleur. Il m'arrive souvent de faire rapprocher la douleur d'une couleur fluorescente qui par le traitement ou la prise en charge deviendra pastel. On peut demander au sujet de comparer sa douleur à une couleur plus ou moins fluorescente ou plus ou moins pastel et on peut noter des changements de cette perception lors d'une nouvelle consultation. Cela permet d'évoquer les qualités de la douleur tout en y mêlant l'intensité.
Il faut également analyser l'influence de la douleur sur l'état de vie du douloureux, sur son humeur. L'humeur est une disposition affective qui va donner une tonalité à nos états d'âme, c'est-à-dire une impression générale qui se dégage ; état d'âme, qui sera agréable ou désagréable, avec la douleur ce sera désagréable. On interroge donc le patient sur une éventuelle tristesse, un état cafardeux, de malheur, un découragement, un pessimisme, un manque de projets, une non espérance, un sentiment d'échec, une insatisfaction, une absence d'agréable, une culpabilité, une indignation, une déception, un sentiment de dégoût, une idée de suicide, un manque d'intérêt, un manque d'altruisme, des difficultés à prendre des décisions, un sentiment de peur, de disgrâce, une fatigabilité, une inappétence, un manque d'énergie de vivre…
Nous voyons que la personnalité globale du sujet peut avoir une influence sur la douleur. La personnalité est l'ensemble des comportements qui constituent l'individualité d'une personne.

Pour le *Dictionnaire Larousse,* la notion de personnalité est : « une reconstruction théorique élaborée pour rendre compte de la conduite de l'être humain concret. Déduit des comportements observés ainsi que des dispositions de l'individu considéré comme une singularité, le terme de "personnalité" est limité par la psychologie contemporaine à leur composant affectivo-dynamique, c'est-à-dire à ce que le langage courant appelle le "caractère". Les aspects cognitifs de la personnalité sont les aptitudes et l'intelligence. »
Alors que le tempérament « renvoie à la constitution physiologique stable, et en grande partie héréditaire, qui constitue le squelette biologique de la personnalité, et qui sous-tend les réactions affectives de l'individu dans une situation concrète. »
Enfin : « La psychanalyse fournit un système de description structural et dynamique de la personnalité. Selon cette théorie, la personnalité dépend du jeu des trois distances : Moi, Ça et Surmoi, de leurs conflits pouvant survenir au sein d'une même instance entre dérivés pulsionnels contradictoires. Certaines perspectives (béhaviorisme, anthropologie culturelle) insistent sur l'importance de l'éducation … »
La notion de personnalité va être influencée par son évolution, par les influences multiples qu'elle peut recevoir, celles de l'inné, de l'acquis, de même par l'hérédité. L'étude de la personnalité est une grande partie de la psychologie moderne.
Envisager la personnalité du douloureux, les différents paramètres influençant la douleur, leurs particularités et leur analyse montrent bien que le phénomène douleur n'est pas un phénomène monobloc, simple. Il est extrêmement complexe et change continuellement. La douleur est une perception dynamique évolutive. Chaque douleur au moment où elle se perçoit dans l'histoire, la

vie, l'évolution, le milieu du sujet, est unique. Tout l'art de l'algologie est de saisir ce moment et l'intensité du ressenti. C'est une démarche de recueil et d'analyse très précise. La douleur nous enseigne par son étude, non pas par le désordre qu'elle génère dans l'intimité du vécu de l'homme mais par l'unique de son existence, l'incroyable mystère de notre conscience. La douleur pénètre notre conscience pour colorer certes négativement, mais colorer ce fluide de la conscience qui nous fait exister. Son étude peut nous faire entrevoir la complexité et le beau du mystère de la conscience qui accompagnent l'homme tout au long de sa vie et pour certains leur après-vie.

Comment évaluer la douleur et comment en laisser une trace ?

Nous avons vu dans le chapitre précédent que la douleur était tout sauf un phénomène monobloc et unique. De multiples paramètres influencent ce ressenti désagréable et en font un évènement unique. Pourtant il nous faut bien, si on veut connaître la « quantité » et la « qualité » de la douleur, avoir des outils qui vont imprimer à un instant donné son ressenti. Les spécialistes de l'évaluation et de la prise en charge de la douleur vont s'appuyer sur les différents paramètres exposés précédemment pour constituer de véritables outils d'évaluation.
Ces outils sont élaborés suivant les critères que l'on désire étudier et leur appellation renseigne parfaitement sur le support utilisé. L'ANAES, Agence Nationale de l'Accréditation et d'Évaluation en Santé, a rédigé et publié un document pour les médecins qui est un recueil de moyens d'évaluation de la douleur intéressants. A ce jour, l'ANAES a été remplacée par l'HAS, Haute Autorité de Santé.
Il en existe d'autres : nous pouvons citer comme exemples : échelle verbale simple (EVS), échelle numérique (EN), échelle de ressenti de la douleur sur le comportement quotidien, évaluation multidimensionnelle de la douleur... Beaucoup d'équipes de chercheurs, de groupes de travail, de sociétés savantes proposent aussi des outils d'évaluation, leurs propres outils d'évaluation. Il peut s'agir de questionnaires dans lesquels le douloureux répond à différentes catégories d'interrogations. C'est ce que l'on appelle : une auto-évaluation, c'est-à-dire que le sujet, suivant ce qu'il ressent, répond à des questions précises. L'analyse de ces réponses se fait ensuite par l'évaluateur en regroupant certaines données qui

correspondent à des caractéristiques particulières et récupèrent l'intimité des perturbations.
Il existe aussi des échelles, des grilles, des outils d'hétéro-évaluation, c'est-à-dire que c'est un tiers qui, en observant le douloureux, son comportement, sa manière d'être, cote des items et arrive à créer un document qui évalue la douleur de l'autre. Ces hétéroévaluations se réalisent lorsque le douloureux ne peut pas communiquer. On trouve ces situations en pédiatrie, avec le petit-enfant ; en gériatrie, avec le vieillard qui ne communique plus ; dans les pathologies graves comme les états comateux ; pour les mourants…
Notons qu'en pédiatrie il existe des outils particuliers où le figuratif est au premier plan. Par exemple on montre différents visages exprimant une mimique s'échelonnant d'une expression de joie jusqu'à une tristesse importante, l'enfant désigne le visage qui correspond à sa douleur.
L'outil le plus employé pour évaluer la douleur est l'échelle verbale analogique (EVA). C'est en fait une réglette comprenant deux faces. Sur la première, celle que va utiliser le douloureux, il y a marqué à une extrémité : pas de douleur et à l'autre : douleur maximale imaginable. Le long de la réglette, entre « pas de douleur » et « douleur maximale », il y a un trait de couleur. Le long du trait peut bouger un curseur transparent muni d'une ligne coupant perpendiculairement le trait de la réglette. Le douloureux positionne la ligne verticale du curseur entre « pas de douleur » et « douleur maximale » sur le trait horizontal de la réglette pour évaluer sa douleur. Le médecin ou le soignant a, lui, accès à l'autre face de la réglette qui est graduée de 0 à 10 comme un décimètre avec les millimètres entre « pas de douleur » et « douleur maximum ». Il peut donc coter la douleur exprimée en lui donnant un chiffre sur 10 ou un pourcentage. Cette cotation est ce que j'appelle la cotation absolue.

On peut réaliser avec l'EVA une cotation relative montrant l'amélioration de la douleur. Où il y a marqué « douleur maximale », on précise au sujet que cette douleur maximale était sa douleur avant tout traitement et que « pas de douleur » serait son amélioration totale et complète. On lui demande de bouger le curseur pour évaluer son amélioration. Le médecin ou le soignant récupère donc sur la face graduée le pourcentage d'amélioration. Ces deux dernières méthodes sont les plus utilisées en évaluation de la douleur. Elles sont précises et donnent un point d'appui pour un suivi régulier en algologie.

L'algologue peut, avec ces différents moyens d'évaluation, créer une grille personnalisée répondant à une demande particulière, par exemple d'un confrère d'une autre spécialité. On peut donc utiliser un panachage de ces différents outils d'évaluation et créer une grille répondant parfaitement à une évaluation précise. Par exemple des grilles sont inventées pour évaluer une technique chirurgicale ou antalgique particulière. L'algologue propose un outil adapté à la technique. L'étude et le croisement de différents moyens d'évaluation permettent d'avoir une idée précise de l'impact de la technique appliquée ou de l'impact positif d'une thérapeutique.

L'évaluation de la douleur et son suivi sont très importants et primordiaux car ils permettent de proposer au douloureux une adaptation optimale dans sa prise en charge. Tout établissement de soins doit proposer une prise en charge de la douleur aux patients hospitalisés et une gestion optimale de leur douleur. Les moyens que nous venons d'étudier peuvent donc être utilisés et donnent de bons résultats.

En ce qui concerne les douleurs neurogènes, il existe une échelle d'évaluation particulière : l'échelle DN4. Elle permet d'estimer la probabilité d'existence d'une douleur neuropathique. Sa spécificité est de 81,2 %, sa sensibilité de 78 %. Il faut que le patient réponde à chaque item des 4 questions ci-dessous par « oui » ou par « non » : Oui = 1 point et Non = 0 point. La valeur seuil pour le diagnostic de douleur neuropathique est de 4/10.

Question 1 (interrogatoire) : la douleur présente-elle une ou plusieurs des caractéristiques suivantes ?

Brûlure (oui/non) ; Sensation de froid douloureux (oui/non) ; Décharges électriques (oui/non)

Question 2 (interrogatoire) : la douleur est-elle associée dans la même région à un ou plusieurs des symptômes suivants ? Fourmillements (oui/non) ; Picotements (oui/non) ; Engourdissement (oui/non) ; Démangeaisons (oui/non)

Question 3 (examen) : la douleur est-elle localisée dans le territoire où l'examen met en évidence : Une hypoesthésie au toucher (oui/non) ; Une hypoesthésie à la piqûre (oui/non)

Question 4 (examen) : la douleur est-elle provoquée ou augmentée par le frottement ? (oui/non).

La recherche en douleur continue, il est possible de définir de nouveaux paramètres

Jusqu'à présent nous avons parlé de la douleur et décrit un phénomène que vous pouviez penser simple et banal dans son fonctionnement et qui s'est avéré beaucoup plus complexe, plus compliqué que ce que l'on pouvait concevoir. Il n'y a pas une seule douleur mais il y a différentes douleurs.

La première composante qui peut influencer la douleur, nous l'avons vu, est la composante temporelle. Si le phénomène douleur s'applique rapidement ou au contraire durablement les conséquences pour l'être vont bien évidemment changer. Une douleur rapide aura beaucoup moins d'impact péjoratif sur l'organisme qu'une douleur durable qu'elle va détruire profondément, altérant même le fonctionnement de l'organisme et de l'être.

Une autre composante, l'intensité du phénomène douleur va jouer un rôle important bien évidemment. Une douleur de petite intensité engendre un ressenti peu pénible et donc moins de délabrement dans l'organisme qu'une douleur intense dont le ressenti est extrêmement pénible.

On pourrait envisager un facteur de douleur unique qui serait une addition ou plutôt une multiplication des deux facteurs suivant leur importance (dans le pénible ils ne s'ajoutent pas, ils se multiplient). La notion temporelle va être influencée par l'intensité et inversement.

On conçoit plus cette relation durée/intensité comme une multiplication que comme une simple addition de ces deux facteurs. Qu'est ce qui serait le plus confortable, une douleur intense très brève ou une douleur faible mais durable ? La réponse est impossible à donner car elle est subjective. Cependant en créant ce paramètre propre à la douleur alliant durée et intensité, nous pénétrons dans une dimension nouvelle de la douleur qui est originale et qui n'a jamais été envisagée en algologie. Je le nomme : *Ratio Somato Temporo Intensité* de la douleur ou RSTI.

Ratio, car le ratio est « un rapport de deux grandeurs dont on attribue une signification particulière à certaines valeurs. » C'est un mot anglais (1951) venant du latin *ratio* : dans le sens de compte, proportion.

Somato car le phénomène douleur ne peut exister sans le *soma*, le corps dans sa composante d'organisme existant mais aussi dans le sens de structuration tridimensionnelle, spatiale qui définit l'endroit ou la zone de l'endroit où siège le phénomène douleur.

Temporo pour la durée du phénomène, douleur brève ou qui persiste.

Intensité pour l'intensité du phénomène douleur. L'intensité est le degré d'activité, de force ou de puissance. C'est l'amplitude d'un phénomène. On l'exprime en valeur numérique mais pour la douleur on n'en connaît pas. On pourrait en déterminer une en définissant une physique de la douleur, en prenant par exemple un certain poids d'une matière précise tombant d'une hauteur précise sur un endroit du corps. L'unité de la valeur numérique de la douleur que j'aimerais appeler l'algus pourrait être un poids de 20 grammes de métal tombant d'une hauteur de 50 cm sur le dos d'une main. L'intensité de la douleur serait donc définie, en multipliant la perception de la chute de ce poids ressenti. Le *Ratio Somato Temporo Intensité*, RSTI, apporterait une dimension supplémentaire à l'existence de l'expression de la douleur. L'application d'une douleur durant un temps déterminé influence en fait notre existence.

Par la pénibilité ressentie du *Ratio Somato Temporo Intensité*, l'écoulement de notre existence va être ralenti. Par exemple, une douleur intense et qui dure nous fige dans notre existence. Ayant mal, on ne peut rien faire d'autre et l'existence se ralentit. Nous vivons l'expérience

inverse du plaisir qui est une accélération intense de notre existence.
Les plaisirs que nous pouvons ressentir sont courts et l'expérience de l'existence semble amplifiée. C'est ce qui faisait appeler au XVIIIe siècle l'orgasme sexuel la « petite mort » Par le plaisir sexuel extrême, il y a explosion de l'existence et raccourcissement du temps du ressenti. On pourrait aussi pour le plaisir, qui peut être autre que sexuel, par exemple le ressenti du beau, de l'harmonie dans la musique, définir un *Ratio Somato Temporo Intensité* qui, comme pour la douleur, indiquerait un nouveau paramètre du plaisir qui, lui, accélèrerait l'existence.
On pourrait définir donc pour la douleur et le plaisir - qui, notons-le, n'est pas l'inverse de la douleur, qui est autre chose, peut-être l'inverse de la souffrance ou du moins son contrepoids - deux paramètres qui exprimeraient « une nouvelle dimension ».
Nous connaissons les dimensions spatiales et leurs trois directions depuis la conception cosmogonique de la relativité, la dimension temporelle donne une quatrième dimension à notre monde. Les physiciens et les astrophysiciens définissent à présent beaucoup plus de dimensions ; leurs nombres changeant en permanence, celui que l'on pourrait donner à la dernière découverte serait déjà dépassé. La nouvelle dimension que nous définissons est plus qu'une simple dimension physique puisqu'elle a une notion temporelle intimement liée à une qualité ; c'est en fait une dimension propre, celle de l'existence et surtout celle de la conscience de l'existence.
La douleur et la non-douleur, la souffrance et la non-souffrance, le plaisir et le non-plaisir, alimentent le fruit existentiel qui nous porte vers un « ailleurs », c'est-à-dire au-delà de l'expérience de notre monde matériel nous

permettant d'accéder à des données que la matière ne peut appréhender. C'est une qualité du vivant.
Cette explication rationalisée nous permet de mieux comprendre pourquoi les mystiques et les religions s'appuient sur ces trois paramètres : la douleur, la souffrance, le plaisir, pour faire connaître par l'initiation à leurs adeptes ou à leurs futurs adeptes les espaces qu'elles veulent laisser entrevoir. Les religions présentent les martyrs comme ayant supporté ou ayant vécu douleur et souffrance, mais aussi des états de plaisir et de béatitude y compris par le sexuel. Sexuel dans certains rites initiatiques antiques et modernes : par une sexualité d'union mystique sans que l'acte ne soit accompli, étant ressenti et vécu dans un plaisir fusionnel avec la divinité.
L'ensemble de ces données est basé sur le vécu temporel de l'existence et son exacerbation à l'extrême et lorsque les deux ratios temporo-intensité, douleur-souffrance-plaisir se confondent il y a un plaisir éternel : c'est l'illumination, les béatitudes dont parlent toutes les religions.

La douleur en fonction des tissus où elle prend naissance

Comme nous l'avons démontré jusqu'à présent, il n'existe pas qu'une seule douleur. On ne peut pas concevoir le phénomène douleur comme un simple phénomène bioélectrique comparable à un montage électrique simple dans lequel si on mobilise un interrupteur, un courant passe et une lampe s'allume. En plus des différents paramètres déjà étudiés, on a pu en évoquer et même en découvrir d'autres, par exemple l'impact de telle ou telle molécule, de tel ou tel médicament sur la perception douloureuse.

J'aimerais ici aborder un paramètre de la douleur qui n'est jamais évoqué ou d'une manière exceptionnelle par les auteurs s'intéressant à ce sujet. Alors qu'il existe des atlas de la douleur, dans lesquels on étudie la douleur des différents systèmes anatomiques suivant leur topographie, il n'existe pas de repères concernant la qualité des douleurs en fonction des tissus algiques.

Une grande discussion existe depuis longtemps en neurobiologie. Elle porte sur les terminaisons situées dans les tissus et qui sont le point de départ du phénomène douloureux. Von Frey (biologiste) dès les années 40 suggérait que la douleur possède ses propres récepteurs. D'autres pensaient que quel que soit le récepteur s'il reçoit une stimulation très forte, un phénomène douleur est provoqué. Actuellement, les neurobiologistes, en ce qui concerne le départ de la sensation douloureuse dans les tissus, évoquent des terminaisons libres arborescentes démyélinisées, c'est-à-dire qui ne possèdent pas de couche de cellules protectrices appelée myéline et qui engainent certaines fibres nerveuses comme le fait la matière plastique pour les fils électriques. Il a été décrit chez

l'homme des nocicepteurs qui sont des récepteurs à la douleur désignés comme polymodaux (fibre C) qui seraient stimulés par une stimulation thermique de 44° centigrades donc par la chaleur. Il existerait des récepteurs autres répondant aux stimulations mécaniques et thermiques. On voit donc que la connaissance du point de départ de la douleur dans les tissus n'est pas complètement et parfaitement connue, beaucoup reste encore à découvrir. Par contre ce que l'on sait, c'est que si on stimule un nerf directement on obtient une réponse de ressenti type électrique stéréotypé, on n'a pas de ressenti d'une qualité de douleur. On sait aussi que des réactions biochimiques sont importantes dans la genèse de la douleur.
Un tissu traumatisé engendre de la douleur, si l'on prélève un morceau de ce tissu et qu'on l'introduit chez un autre sujet on crée chez celui-ci une sensation douloureuse sans pour autant créer de traumatisme, cela s'explique par le support biochimique. Mais tout ceci ne prend pas en compte l'expérience du douloureux : en effet suivant le tissu intéressé ou l'organe intéressé il va y avoir une douleur différente.
La différence se fait bien évidemment par la localisation dans le corps de la douleur. Une douleur du pied droit est différente de celle de la main droite dans le ressenti du volume du corps mais ce qui nous intéresse ne se retrouve pas dans le ressenti de l'espace du corps. Ce que je voudrais aborder ici c'est la qualité ou plutôt les qualités différentes des douleurs nociceptives, c'est-à-dire des douleurs créées par les simulations de récepteurs à la douleur en dehors donc de l'intimité du système nerveux (on n'évoquera pas ici les douleurs neurogènes qui ne sont que peu concernées).
Il existe suivant les tissus intéressés des qualités de douleurs différentes. Les patients peuvent très bien les décrire. Ces différentes qualités, ces différentes

particularités ne sont jamais étudiées ni bien individualisées par les médecins pourtant cela est primordial. Il existe des qualités de douleurs différentes suivant les tissus intéressés. Nous allons en citer quelques-unes pour le démontrer. Il serait intéressant de réaliser un atlas descriptif et de localisation dépeignant toutes ces douleurs différentes pour que les patients connaissent et reconnaissent la douleur dont ils souffrent.

Commençons par les **douleurs osseuses** qui sont très particulières et très pénétrantes. Nous avons tous connu cette douleur en recevant un coup sur le tibia ou en heurtant du pied un meuble. C'est une douleur sidérante, très intense, obligeant à s'arrêter. Cette douleur très forte est en partie due au périoste, membrane qui recouvre les os et qui est très facilement et fortement douloureuse. Les douleurs osseuses sont donc très singulières, elles paralysent et obligent l'arrêt de tout mouvement. L'individu est envahi par la douleur qui le bloque. On ne peut pas marcher avec une fracture d'un os de la jambe. L'instabilité et surtout la douleur rendent tout mouvement impossible.

Se rapprochent des douleurs osseuses, les **douleurs articulaires** rencontrées dans les entorses, les distensions ligamentaires, les luxations ou certaines maladies rhumatismales comme la goutte. La douleur de l'entorse de la cheville rend, elle aussi, impossible une marche normale. Ces douleurs sont si vives et si pénétrantes qu'elles peuvent provoquer des pertes de connaissance.

L'organisme par le vécu douloureux particulier peut choisir si l'on peut dire de couper la relation entre douleur et conscience. Il se produit une déconnexion de la conscience pour la protéger de l'impact néfaste de la douleur. On le rencontre parfois dans certaines fractures osseuses comme celles de la clavicule. Pour réduire la fracture on met un bandage sur les épaules - à la manière

des anciens coureurs cyclistes et de leurs boyaux - et on effectue une traction sur le bandage. Lors de cette manœuvre, une syncope avec perte de connaissance peut se produire.
Nous pouvons évoquer ici également les **douleurs néfastes des métastases osseuses** lors de cancer. Une tumeur cancéreuse peut semer des cellules cancéreuses dans l'organisme qui viennent alors « pousser », si l'on peut dire, à l'intérieur des os par exemple des vertèbres. La production et le développement de ces métastases soufflent l'os dans sa structure intime et produisent des douleurs très intenses que l'on doit calmer par de la morphine à des doses adaptées qui peuvent être très importantes.
Évoquons d'autres douleurs particulières, ayant des caractéristiques totalement différentes de celles ressenties dans l'os mais qui peuvent créer des pertes de connaissance et parfois plus. Ce sont les **douleurs des traumatismes testiculaires** chez l'homme. Ces douleurs ont une qualité différente de celles des douleurs osseuses Mais ont ce côté hyperalgique stoppant tout mouvement, toute activité. Un homme ressentant ce genre de douleur s'immobilise et ne peut vivre que sa douleur qui l'envahit totalement. Des pertes de connaissance peuvent alors apparaître.
Les femmes, dans leurs organes sexuels, peuvent vivre des douleurs particulières. Ce sont par exemple les **douleurs des règles** que certaines femmes décrivent comme insupportables, les obligeant à l'alitement. Ce sont des douleurs à type de spasmes du bas ventre pouvant irradier dans différentes parties de l'organisme. Leur qualité est toute particulière et n'est pas comparable ni aux douleurs osseuses, ni aux douleurs testiculaires.
Nous pouvons évoquer ici les douleurs si particulières et si souvent évoquées **de l'accouchement.**

Certaines douleurs très intenses et de qualité précise obligent, elles, à marcher. C'est le cas de la **douleur de la colique néphrétique**. Un calcul migre dans l'uretère qui relie le rein à la vessie et ne peut plus bouger, il est coincé. Cela donne des douleurs très intenses qui obligent le patient à marcher. Le diagnostic se fait en le voyant marcher, courbé se tenant les côtés au niveau des loges rénales et en suppliant de le soulager.
On peut évoquer également **les douleurs du globe vésical**. La miction ne pouvant se réaliser l'urine s'accumule dans la vessie et cette dernière se tend à l'extrême. Ces douleurs sont très particulières et elles engendrent une agitation particulière pouvant aller jusqu'à la perte de connaissance. On les rencontre chez des malades n'ayant plus de conscience lors de soins palliatifs. S'ils ont un globe vésical, ils s'agitent on ne sait pas ce qu'ils ont. La morphine au lieu de les calmer les aggrave. Le traitement est le sondage vésical. Ces douleurs du globe non évaluées et traitées peuvent donner des tableaux d'aggravations très rapides. Leur qualité de douleur est toute particulière, elle envahit péjorativement l'ensemble de l'organisme du douloureux.
Il y a bien évidemment **des douleurs au niveau de la peau**, et vous les connaissez tous avec leurs qualités changeantes suivant leur mode de production : le froid, le chaud, les brûlures, les irritations, les déchirures, les griffures, les coupures, les chocs. Il y a des douleurs de la peau particulières par exemple lors de collections purulentes comme les flegmons, on retrouve des élancements, des rythmes particuliers de la douleur qui peut devenir battante, pulsatile….
Une qualité particulière que nous pouvons évoquer est celle des **céphalées**, des **migraines**, des **algies vasculaires de la face**, des **névralgies de la face** qui possèdent des caractéristiques toutes différentes.

Nous voyons avec ces quelques exemples qu'il y a un grand panel de sensations, de perceptions douloureuses. Il n'y a pas une douleur mais une multitude de douleurs.
On peut évoquer les **douleurs des systèmes anatomiques**, comme la douleur de l'angine de poitrine ou celle de l'infarctus qui sont si particulières. Ces douleurs ont toutes des particularités, des qualités, des manières d'être, des composantes qui leur donnent une personnalité si je puis dire.
Ces douleurs deviennent uniques. Il faut recueillir leurs signes pour savoir où le sujet a mal, pour pouvoir adapter la thérapie. Peu d'efforts sont faits en algologie sur cette composante primordiale de la sémiologie de la douleur, des douleurs, c'est-à-dire sur le recueil des signes composant une douleur propre et sa personnalité, son « unique ». Un travail est à faire et on devrait par la pédagogie proposer au douloureux, un document, un livre comme un atlas qui décrirait les différentes douleurs et qui lui permettrait de reconnaître sa douleur, donc de mieux s'y adapter et de mieux la prendre en charge.
Il est nécessaire que l'algologue fasse un diagnostic du tissu intéressé par la douleur, par sa qualité propre. Il existe donc des signes pour chaque douleur ressentie qui caractérisent une douleur par tissu. Ce recueil sémiologique est fondamental car il renseignerait exactement le soignant sur l'endroit douloureux et sur les caractéristiques du pénible de la douleur. Une douleur de dent n'a rien à voir avec celle d'une entorse de la cheville, dans son ressenti, son vécu, dans l'expérience douleur que vit le sujet. De plus, un même sujet peut avoir plusieurs douleurs existant, « vivant » ensemble, cohabitant.
Certaines douleurs peuvent être déclenchées par d'autres ou peuvent être déclenchées par l'altération de l'état général créé par une première douleur. Il faut donc faire un vrai diagnostic de la qualité de la douleur, des douleurs

que subit le patient. Il faut être vigilant à tout, par exemple à la création de nouvelles douleurs aiguës sur un fond de douleurs chroniques déjà existant ou un état de l'organisme réagissant à une douleur, cet état devenant lui-même douloureux. Nous connaissons tous les contractions musculaires de tout notre corps lorsque le chirurgien-dentiste nous fait mal en utilisant ses instruments sans que nous soyons anesthésiés. Ces contractions du corps peuvent être, elles aussi, le point de départ de douleur.

La douleur aiguë

La douleur aiguë est considérée depuis longtemps comme un **phénomène d'alarme** qui intervient pour prévenir l'organisme d'un danger. On peut dire qu'il y a relation entre le ressenti pénible et l'importance du danger encouru. C'est-à-dire que le plus souvent, plus la douleur est forte, intense, désagréable, plus le danger est ressenti comme important.
Là encore, il peut exister un ratio intensité/désagréable-dangerosité. L'organisme du douloureux établit une relation entre l'intensité du désagréable de la douleur aiguë, l'importance du ressenti douleur, l'envahissement de l'organisme et la gravité de la cause de cette douleur pouvant créer une lésion importante dans l'organisme. La douleur inquiète, met en éveil. Il existe une relation : quand on a mal, on est détruit.
La douleur aiguë est donc un signal d'alarme pour l'organisme ; quand on a mal, il se passe quelque chose d'anormal dans l'organisme. Si on laisse cette anormalité continuer, elle peut endommager gravement et même détruire l'organisme. L'organisme répond donc à une douleur aiguë par une adaptation complète prenant en compte cette douleur et son signifiant d'alarme pour l'organisme. Le signifiant de la prise de conscience de la douleur est la mise en danger de l'organisme. L'organisme essaie de s'adapter à la cause de la douleur ou à ce qui peut être la cause de la douleur ou à ce qu'il croit être la cause de la douleur. Cette adaptation peut se faire par la fuite qui peut présenter plusieurs formes, d'un comportement adapté jusqu'à un état de panique rendant anarchique l'adaptation. L'adaptation peut se faire aussi par un contrôle de la cause de la douleur, par un essai de neutralisation de cette cause. Plus la cause de la douleur

est connue, plus l'adaptation est profitable et à un bon rendement. Plus la cause de la douleur est inconnue, plus l'adaptation est difficile, pouvant conduire à un état de panique. Ce qui inquiète aussi le sujet douloureux c'est l'interprétation de la dangerosité de la douleur ressentie. Par exemple si on se pique avec une aiguille stérile, cela fait mal mais on contrôle bien, par contre si on se pique avec une aiguille souillée, potentiellement dangereuse, la douleur est ressentie beaucoup plus forte, elle est invalidante, envahissante et « paniquante ».
C'est la cognition de la douleur qui entre alors en ligne de compte. La cognition de la douleur est la connaissance intime, ressentie de la douleur par l'organisme et de ce qu'elle représente pour lui. L'organisme, sans explication intellectuelle, connaît le type de douleur ressentie et ce qu'il représente. C'est une connaissance de la perception et de ce qu'elle signifie au plus profond du ressenti de l'organisme et cela implique aussi une réponse adaptée à cette cognition de la douleur par l'organisme. La douleur aiguë informe l'organisme d'une modification qui est, dans son cas, péjorative pour le bon fonctionnement de l'organisme. Le système de douleur est un système informatif, les informations par l'adaptation qu'elles impliquent protègent l'organisme.
La douleur aiguë protège l'organisme et pénètre la conscience pour être reconnue, connue et vécue. La conscience est perturbée par le phénomène douleur ressenti et se concentre alors sur l'adaptation à faire. Quand on a mal, on ne peut plus se concentrer sur autre chose que sur sa douleur, surtout si elle est aiguë, brutale et intense. Il y a une focalisation de la conscience sur ce ressenti. Ce ressenti douloureux va obnubiler la conscience, rendre plus vigilant le douloureux et l'obliger à s'adapter pour gérer ce phénomène douleur. C'est pour cela que la douleur peut être utilisée, dans certaines

conditions, comme un stimulant de la conscience afin d'avoir une pertinence intellectuelle plus performante. L'expression « Il s'en mordit la langue » montre bien qu'après avoir prononcé certaines paroles, on puisse s'apercevoir de leurs conséquences auxquelles l'on n'avait pas pensé. L'arrêt sur cette réflexion et le fait de « se mordre la langue » créent une hypervigilance qui permet une adaptation, une explication du contexte et des paroles, par exemple.

Quand un sujet doit juger une situation bizarre on utilise l'expression « Il se pinça pour voir s'il ne rêvait pas ». La douleur est utilisée dans les comas ou les états pré comateux pour explorer la réactivité de la conscience. On pince quelqu'un qui est dans le coma pour voir comment il réagit, comment sa conscience intègre la douleur et peut répondre. À côté de cette hypervigilance de la conscience induite par la douleur, il peut exister des coupures de conscience dues à l'intensité d'une douleur aiguë. En effet : si une douleur est trop intense pour un organisme, qu'elle apparaisse brutalement ou progressivement, à une certaine intensité, « grandeur de douleur », « importance de douleur », l'organisme, pour protéger sa conscience, produit une perte de conscience appelée aussi perte de connaissance, c'est une coupure qui se produit plus ou moins nettement. Une perte de conscience peut être relativement brève, le sujet la subissant l'évoque en disant : « Je me sens partir ». On subit toujours une perte de conscience. Elle s'impose à l'organisme. La conscience de l'organisme est mise entre parenthèses. Elle n'existe plus, le sujet ne vit plus sa présence à lui.

Que devient la conscience ? Où va la conscience ? On ne sait pas, d'autant plus qu'il y a dans la presque totalité des cas une amnésie, c'est-à-dire que le sujet ne peut pas récupérer dans sa mémoire les informations pour savoir ce qui s'est passé pendant la perte de conscience, concernant sa conscience et son corps. Les fonctions de relation, d'élocution, les fonctions motrices sont abolies. Le tout ressemble à une petite mort. La perte de connaissance peut se poursuivre d'ailleurs jusqu'à la mort irrémédiable, irréversible. La perte de connaissance peut s'interrompre, le sujet, comme on dit, revient à lui.

Ce qui nous intéresse ici, ce n'est pas d'explorer le contenu ou le non contenu physique et conscient de la perte de connaissance mais de préciser qu'une certaine intensité de douleur peut provoquer un tel état chez un individu. On peut donc dire que le vécu d'une douleur intense, à partir d'un certain seuil critique d'intensité et de qualité, coupe la conscience. La douleur coupe, sépare et c'est là un point fondamental. A l'inverse, et cela confirme la notion de coupure que réalise la douleur dans le sens où elle peut transformer profondément l'organisme, la douleur peut réanimer. Lorsque quelqu'un perd connaissance, on peut stimuler son retour à lui-même par la douleur. Ce sont les classiques gifles que l'on porte à celui qui s'évanouit, on peut aussi le pincer.

Une tradition existe, qui a fait appeler les professionnels de la mise en bière des cadavres les « croque-morts », de mordre un cadavre au niveau de l'auriculaire à l'angle supéro-externe de l'ongle. Le croque-mort mord le mort pour voir s'il réagit à la violente douleur produite en ce point précis. Ce point est d'ailleurs un point d'acupuncture dénommé en Occident 9C, le neuvième point du méridien du cœur, il est utilisé en réanimation acupuncturale. Dans le cas où la douleur fait revenir à elle la personne qui a subi une perte de connaissance, il y aurait bien une coupure de cet état. La douleur, la perception, douloureuse, le plus souvent aiguë, produit donc bien un ressenti tel qu'il engendre une coupure de conscience ou une coupure de non conscience. C'est ce que font artificiellement les médecins qui s'occupent de la douleur

aiguë et violente que sont les médecins anesthésistes. Ils bloquent la réception de la douleur par la conscience en créant ce que l'on appelle une anesthésie.
L'anesthésie est un mot datant de 1753 venant du grec *anesthesia* : insensibilité. « C'est la perte d'un des modes de la sensibilité ou de la sensibilité d'un organe ». En 1847, ce mot est employé pour désigner la suppression de la sensibilité douloureuse, et cela par l'emploi des anesthésiants qui sont des substances médicamenteuses employées pour obtenir une anesthésie générale ou locale. L'anesthésie bloque la sensibilité douloureuse. Il existe des anesthésies générales, réalisées pour les interventions chirurgicales sérieuses où la douleur serait trop importante et pour lesquelles des anesthésies locales ne peuvent être faites. Elles entraînent une perte de mobilité et de conscience mais elles laissent subsister les fonctions végétatives régies par le système nerveux dit autonome, c'est-à-dire qui règlent les fonctions vitales non conscientes. Il faut une surveillance et un nursing très important du patient plongé dans une sorte de coma profond d'où la douleur ne doit pas le faire sortir. Il est intubé et respire artificiellement si l'état du patient ou le type de l'intervention le justifie. Il existe des anesthésies locales ou régionales dans lesquelles par des techniques de bloc (c'est-à-dire d'injections à certains points précis d'anesthésiques locaux) on stoppe la progression de la sensibilité douloureuse en utilisant des produits permettant de couper là encore la progression de l'influx nerveux, c'est-à-dire du courant neurobiologique permettant à la douleur de progresser le long des nerfs pour arriver à la moelle épinière et pénétrer dans le système nerveux central. Il existe aussi des anesthésies de la moelle épinière, par exemple la rachianesthésie, la péridurale… qui bloquent la transmission de la douleur à ce niveau en simplifiant à l'extrême. Il y a donc impossibilité de

pénétration de la douleur dans la conscience en créant une indifférence à la douleur.
Les douleurs aiguës doivent être prises en charge avec une grande rigueur. Il faut d'abord les reconnaître, les évaluer dans leur dimension qualitative, quantitative et de dangerosité pour l'organisme. Ces douleurs comme nous l'avons vu peuvent entraîner une morbidité qu'il faut dans tous les cas prendre en compte et contrecarrer. La prise en compte des douleurs aiguës et leur gestion sont fondamentales aussi pour empêcher qu'elles perdurent, se chronicisent ou imprègnent la mémoire et créent des douleurs mémoire. Actuellement, l'évaluation et la gestion de ces douleurs sont une entreprise fondamentale. Beaucoup d'efforts des décideurs médicaux existent pour lutter contre la douleur aiguë.

La douleur chronique

Autant on comprend bien et on intègre sans hésitation le terme « aigu » pour la douleur aiguë, c'est à dire une douleur qui « passe immédiatement », autant on a des difficultés pour saisir le sens de **douleur chronique**. Chronique vient du latin *chronica,* du grec *krõnos* qui veut dire temps. C'est une qualité que l'on donne en médecine à une maladie qui évolue lentement et se prolonge. Par ce terme, on donne une dimension temporelle à la douleur qui va exister par son déroulement temporel, la douleur se crée un futur.
Avec le terme « aiguë », on ramène le temps à l'instant, à la douleur, qui n'est que seule présente. Une maladie chronique est une maladie qui se prolonge et qui dure, c'est un état de la maladie, du malade qui la supporte.
Comment une douleur peut-elle être chronique ? Il ne faut pas avoir l'idée qu'une douleur chronique est une douleur aiguë qui dure. Nous l'avons vu, une douleur aiguë, implique, si elle n'est pas prise en charge, une coupure de conscience à l'organisme qui ne permet plus son existence à long terme. Par exemple, si quelqu'un à une douleur de coliques néphrétiques qui n'est pas calmée ou prise en charge, sa vie risque d'être en danger par la cause même qui génère la douleur et par l'intensité de la douleur elle-même. Les douleurs aiguës peuvent se calmer et s'adapter d'elles-mêmes. Une fracture au repos, sans soins comme on pouvait le voir dans les siècles passés se guérissait ou entraînait une pseudo-arthrose, c'est-à-dire une nouvelle articulation n'existant pas habituellement et donc pathologique, dans laquelle les douleurs sont moins vives que lors d'une fracture.
Les douleurs chroniques ne sont pas des douleurs aiguës qui se prolongent. Ce sont des douleurs qui durent. Leur point de départ peut être une douleur aiguë mais

l'adaptation de l'organisme à cette douleur aiguë modifie son caractère et peut modifier son intensité. La douleur chronique est une notion relativement récente dans son approche et son mode de prise en charge. Alors qu'en médecine les douleurs chroniques se rencontrent depuis toujours, que les migraineux existent depuis toujours, on n'individualisait pas la douleur chronique comme une entité à part. Depuis quelques décennies, on individualise les douleurs chroniques comme les douleurs qui durent plus de trois mois. Une douleur chronique a plus de trois mois. Avant trois mois on ne souffre pas de douleurs chroniques (j'aime alors parler dans certains cas de douleurs qui perdurent), après trois mois de douleur on souffre de douleurs chroniques. La notion de douleurs chroniques implique une vision nouvelle de la douleur.
Alors que l'on a toujours pensé que la douleur était un signal d'alarme avertissant l'organisme d'un danger immédiat et destructif, la notion nouvelle de la douleur chronique implique une autre vision de douleur : la douleur devient maladie. Cette vision de **douleur-maladie** est fondamentale et très importante. Elle justifie pleinement cette nouvelle discipline qu'est l'algologie : l'évaluation et le traitement de la douleur. La douleur-maladie est paradoxalement encore peu connue dans son propre mode de fonctionnement dans le monde médical. Mais l'approche de cette notion par l'ensemble des médecins actuels n'a rien à voir avec ce qu'elle pouvait être il y a plusieurs années. Ils sont sensibles à la souffrance de leurs patients, beaucoup d'actions sont faites et l'intérêt existe. La douleur chronique, vue comme une douleur-maladie, a donc un impact différent de la douleur aiguë. Les intensités des douleurs chroniques sont moins importantes que dans la plupart des douleurs aiguës, sinon le sujet ne pourrait plus vivre. La douleur chronique devenue maladie va, elle, détruire peu à peu

l'organisation, l'équilibre de l'organisme. La perception chronique, continue de la douleur va user le bon fonctionnement de l'organisme, qui va devenir malade de sa douleur et cette maladie, cette anormalité de son état fera qu'il ne pourra plus s'adapter comme avant. La douleur chronique maladie va handicaper l'organisme. Nous retrouvons la notion de coupure, de séparation dans la douleur chronique, notion que nous avons évoquée dans la douleur aiguë. Alors que la douleur aiguë peut couper l'organisme en séparant conscience et soma jusqu'à la perte de conscience, la douleur chronique coupe l'organisme de l'équilibre de son vécu et dans sa réalisation, dans sa propre réalisation, dans son espace et son temps.

Le handicap que procure la douleur chronique aliène l'organisme et l'individu qui souffre de ce type de douleur. Aliéner vient du latin *alienare* de *alienus :* qui appartient à un autre (*alius* : autre). C'est un trouble qui rompt l'individu dans toute sa globalité historique, sociale, physique, psychologique, mentale, morale, philosophique, familiale… Il devient comme étranger à lui-même et à son milieu ; il ne peut plus s'y adapter. Il y a une coupure entre ce que l'individu reconnaît, vit, ressent avec tout son environnement et ce qu'il perçoit, il est transformé par sa douleur chronique. Il y a donc bien coupure, cassure, séparation entre ce que la personne était et ce qu'elle est. De plus cette coupure l'empêche d'utiliser les acquis et les connaissances qu'elle avait quand elle était non douloureuse. Le sujet a donc des difficultés à s'adapter et à se projeter dans un espace et un futur. Cette douleur crée un handicap et lui fait perdre sa liberté fondamentale qui est le cœur de toute énergie de vie. C'est la liberté d'être soi-même. Le douloureux chronique, le malade de douleur chronique est un autre que lui, un autre « pénible et désagréable », il ne perçoit plus les moyens de devenir ce

qu'il était, et par là même de retrouver sa liberté d'être lui, celui d'avant la douleur.
Bien sûr il peut exister une cause mal connue, méconnue ou inconnue à cette douleur qui s'est chronicisée et il faut la découvrir pour proposer un remède à la genèse de cette douleur. Il peut exister des pathologies connues qui vont engendrer des douleurs chroniques comme par exemple certaines maladies rhumatologiques qui vont déformer les articulations et donc procurer en permanence des douleurs. Il peut y avoir aussi une cause qui a existé et qui a disparu alors que le phénomène douleur continue à exister. La conscience peut aussi ressentir la douleur alors que l'organisme n'en est plus le support. Il peut exister des douleurs n'existant pas et n'ayant jamais exister mais que des mécanismes psychiques ont inventées, par exemple dans certaines douleurs délirantes. La douleur a pu déclencher un comportement de l'organisme qui est devenu algogène alors que la douleur de départ et ses conséquences directes ont disparu, c'est ce que l'on retrouve dans certaines positions vicieuses que prennent au début de leur douleur certains patients.
On peut voir donc, de multiples cas de figure et une analyse minutieuse, stricte, précise des douleurs doit être faite. Le travail de prise en charge de ces douleurs chroniques, de ces douleurs maladie ne s'arrête pas là. Il faut tout entreprendre pour que le douloureux se retrouve comme il était avant, qu'il se retrouve dans sa liberté de se vivre et c'est là une attitude thérapeutique, de prise en charge fondamentale. Il faut réadapter le douloureux pour qu'il se retrouve, lui, le douloureux chronique qui s'est perdu. Dans la démarche thérapeutique de prise en charge de la douleur chronique il va exister en fait plusieurs possibilités thérapeutiques et c'est là une nouveauté. Tout d'abord il faudra rechercher une cause à cette douleur chronique, une cause connue et mal gérée, mal « cadrée »,

ou une cause méconnue ou inconnue. Il faut prendre en charge cette cause et tout faire pour que sa production d'algie cesse. Cette recherche de la cause ou des causes repose sur la procédure médicale classique : examens cliniques, connaissances, expériences du praticien et examens complémentaires c'est-à-dire l'ensemble des techniques et technologies médicales qui complètent l'avis du clinicien le confortant dans son opinion.

À côté de cette prise en charge médicale classique, il doit y avoir une approche de la douleur elle-même pour l'évaluer, la prendre en charge et la traiter car bien souvent la gestion de la cause ne suffit pas à contrôler l'autogenèse de la perception douloureuse. Le praticien va être obligé de s'immerger dans le vécu douloureux du plaignant et d'explorer ce continent de désagréable, de pénible et d'aliénant pour en faire l'état des lieux précisément et ne laisser aucun recoin inconnu. Il doit pour ce faire être sensible à l'ensemble des composantes de la personne, à son histoire, son présent, ses perspectives futures, son milieu, son environnement… Il doit avoir une vision globale de ce monde des douleurs chroniques, du monde des douloureux chroniques et du monde par rapport aux douleurs chroniques. Il doit aussi, ce praticien qui veut prendre en charge la douleur chronique, connaître avec les mêmes critères déjà cités pour la douleur aiguë, ce qu'était la personne dans sa globalité avant de vivre sa douleur chronique, ainsi que ce que veut devenir le douloureux chronique. L'algologue ne doit pas faire l'économie de l'immersion totale dans le malheur et le vécu douloureux de l'autre, pour connaître son histoire et les perspectives qu'il désire. Imprégné de l'expérience de douleur chronique de son patient, sa démarche va se cristalliser sur l'abolition de la perception néfaste et l'aide à la reconstruction de celui qui s'est détruit, que la douleur a détruit et qui s'est séparé de lui durant sa souffrance douloureuse. C'est une reconstruction, un nouveau départ, un espace et un temps qu'il faut créer et retrouver. C'est l'accompagnement d'un projet d'existence qui ne sera pas entaché du péjoratif de la douleur chronique et de la douleur maladie.

Il existe des douleurs dites **douleurs dysfonctionnelles**. Il s'agit de douleurs liées à un dysfonctionnement des systèmes de contrôle de la douleur, sans lésion identifiée. Les douleurs dysfonctionnelles les plus fréquentes sont la fibromyalgie, la céphalée de tension, la colopathie fonctionnelle, l'intestin irritable. Parmi les douleurs dites dysfonctionnelles, les douleurs psychogènes doivent être prioritairement prises en charge par un psychiatre ou un psychologue. D'après nos connaissances actuelles, les douleurs dysfonctionnelles répondent peu aux traitements pharmacologiques que nous possédons et leur prise en charge thérapeutique fait plus souvent appel à des approches non-pharmacologiques.

La démarche de prise en charge est difficile, longue, elle demande l'alliance du douloureux avec le praticien qui doit respecter une éthique, une déontologie précise et rigoureuse pour donner de la liberté. Il faut que, par essence, cette liberté soit choisie et vécue par le douloureux lui-même car on ne peut influencer une idée de liberté par sa propre idéologie de liberté, sinon on détruit la vraie liberté. Le malade et sa douleur doivent rester le centre du projet dans la délivrance des soins et l'anéantissement de ses entraves algiques. Le praticien doit l'aider à se réadapter, à être libre de lui-même et par lui-même, et c'est là le passionnant de l'algologie, car l'algologue avec chaque patient découvre un univers unique qu'il doit respecter et faire réapprendre à exister. Le médecin algologue doit donc être passionné par toutes les composantes de la vie et de la vie de son patient, ce qui lui ouvre en permanence des espaces nouveaux qu'il doit

appréhender dans son expérience pour en faire bénéficier les autres malades.
L'algologie doit donc se vivre comme une connaissance exponentielle nécessaire pour influencer et réouvrir les existences des douloureux chroniques en inversant le cercle vicieux qui les sclérosait et les renfermait. Cette démarche thérapeutique doit s'intéresser à tous les domaines, aussi bien à l'archéologie, la psychologie, la psychiatrie, l'immunologie, l'anatomie, qu'à la sociologie, l'anthropologie, l'ethnologie, l'économie, l'administratif, le juridique ... Même si ces disciplines peuvent paraître hétéroclites, elles sont en fait reliées car elles ont toutes comme point de départ l'humain, son œuvre et sa condition. C'est pour cela que quand l'humain est coupé de sa liberté, de sa liberté de créer, d'exister, coupure que produit la douleur, toute science ou discipline peut être intéressante pour lui venir en aide. En effet, connaître par l'histoire, l'étude des textes, l'archéologie, comment pouvait se vivre telle ou telle douleur à une certaine époque peut donner des pistes à de nouveaux contextes de recherche et de conduite à tenir envers la douleur exprimée d'un individu.
L'algologie se veut donc pluridisciplinaire pour évaluer et prendre en charge la douleur chronique du plaignant. Cette pluridisciplinarité se situe au sein même de l'ensemble des disciplines médicales et paramédicales mais doit comme nous l'avons dit s'ouvrir à des spécialités autres que médicales comme le juridique, l'administratif, l'ethnologie, l'anthropologie, l'art, l'étude des religions... C'est par cette évaluation globale de l'être douloureux dans son monde en prenant compte l'ensemble des dimensions de ce monde, que la douleur qu'il subit pourra être cernée, comprise et traitée. C'est un défi qu'il faut relever pour le bien-être de l'autre et de toute la liberté qui lui sera restituée.

La douleur de l'enfant

La douleur de l'enfant existe, les enfants ont mal quel que soit leur âge. L'évaluation de la douleur de l'enfant nous montre la spécificité de la douleur en pédiatrie. Elle va utiliser des schémas, des visages devenant de plus en plus tristes pour se rapprocher de ce que la douleur fait vivre à l'enfant. La prise en charge thérapeutique de la douleur de l'enfant comme dans tous les domaines de la pédiatrie aura ses spécificités. Il faut rechercher systématiquement chez l'enfant une souffrance douloureuse. Sa manifestation n'est pas toujours verbalisée d'une manière nette et claire par l'enfant. On pourra rechercher un changement de comportement qui peut très bien être un signe d'algie comme une perturbation au niveau de la mobilité spontanée ou provoquée, des positions non naturelles ou faisant penser à des positions antalgiques, une perte d'intérêt pour des activités normales, relationnelles, affectives ou ludiques.

Il faut comme chez tout patient faire un diagnostic de la douleur. Un facteur propre à l'enfant doit être retenu et pris en compte dans l'évaluation de la pris en charge de sa douleur, c'est son âge et son degré de développement psychomoteur. Au-dessous de cinq ans un enfant ne peut donner de renseignements précis sur ce qu'il vit, on utilise alors une hétéroévaluation. Un enfant de cinq ans peut déjà renseigner sur certains paramètres concernant une douleur et orienter le pédiatre ou l'algologue pour une prise en charge optimale. On se sert de dessins de corps d'enfant qu'il peut colorier pour indiquer la zone et de couleurs différentes pour montrer l'intensité de la douleur, de l'échelle des visages, des jetons... La recherche de la douleur doit se faire par une observation de l'enfant, de ses positons antalgiques, de ses positions de repos, de son

appétit, de son sommeil, de ses relations affectives, de son éventuel isolement et par un contrôle précis des actes diagnostiques et thérapeutiques.
En face d'une douleur pénible de l'enfant, le médecin doit être vigilant en ce qui concerne une possible dépression de l'enfant. Les manifestations dépressives de l'enfant ne se verbalisent pas systématiquement chez ce dernier. Bien évidemment elles ne se verbalisent pas du tout si l'enfant n'a pas d'expression verbale. C'est dans l'observation du comportement de l'enfant douloureux, son attitude, la peur de dormir, l'insomnie, la fatigabilité somatique et bien d'autres facteurs que seul l'observateur va pouvoir relever comment la souffrance morale de l'enfant s'exprime. Ces états dépressifs doivent être diagnostiqués, expliqués aux parents. Le phénomène douleur et le phénomène dépressif sont très comparables et doivent être pris en compte dans une globalité de prise en charge. Les enfants se rapprochent de la personne âgée, dans la fragilité et la dépendance totale à l'autre.
Les enfants peuvent présenter plusieurs types de douleurs : douleurs d'hyper nociception, douleurs neurogènes, douleurs dues à une problématique existentielle. Et même des douleurs de fin de vie, c'est-à-dire les douleurs en soins palliatifs pédiatriques.
Les douleurs d'hyper nociception et neurogènes répondent aux mêmes causes que chez l'adulte. Pour les douleurs d'hyper nociception, leur prise en charge sera la même que pour l'adulte à des posologies pédiatriques bien évidement. Si cela est nécessaire, des prises thérapeutiques de morphine et de morphiniques peuvent être indiquées. Il n'y a absolument pas lieu de craindre une toxicomanie future. Par exemple, un enfant ayant une fracture du fémur doit bénéficier des mêmes prises en charge qu'un adulte : blocs nerveux anesthésiques et antalgiques puissants pour calmer sa douleur. Si un petit patient est en fin de vie et a

mal, un traitement morphinique doit être prescrit pour le soulager dans les derniers moments de sa vie. Aucune restriction de mode ou de préjugé ne doit exister en ce qui concerne la prise en charge thérapeutique de la douleur de l'enfant. Les douleurs neuropathiques existent chez l'enfant, on retrouve la même clinique et les mêmes signes que chez l'adulte. Il faut rechercher l'allodynie et l'hyperpathie. Ces douleurs peuvent être présentes chez les enfants handicapés et chez les petits patients cancéreux. Les praticiens ont tendance à oublier ce type de douleur. Il faut les rechercher et les soigner. Bien évidemment une recherche diagnostique s'impose et doit être réalisée pour bien traiter ces petits patients. Comme chez les adultes, des perturbations du système nerveux autonome peuvent engendrer des douleurs sympathiques, c'est un diagnostic douleur qu'il ne faut pas oublier. Les posologies seront bien évidemment pédiatriques et une évaluation régulière permettra une adaptation de ce traitement.
L'intérêt récent pour la douleur de l'enfant a fait naître de nouvelles formes galéniques de médicaments. Des sucettes antalgiques ont vu le jour et utilisent la voie sublinguale (à base de buprénorphine). Des crèmes anesthésiques sont largement utilisées pour les gestes invasifs comme les cathétérismes, les ponctions, les prises de sang. Certaines équipes utilisent l'analgésie auto-contrôlée chez de grands enfants qui s'administrent des doses d'antalgiques, seuls, suivant l'intensité perçue de leur douleur. Il faut toujours dans ces traitements s'adapter à l'âge de l'enfant, tenir compte du métabolisme de l'âge.
On peut aborder ici la souffrance qu'engendre la fin de vie de l'enfant. Lui, qui n'est que potentiel et bonheur futur, va s'éteindre, va mourir. Il n'aura eu qu'une courte vie. La culpabilité fait encore plus exploser le chagrin des parents. Ces situations peuvent devenir dramatiques ayant peu d'équivalent dans la souffrance et le malheur qu'elles

engendrent à tous les niveaux de relation entre les personnes qui ont un lien avec le petit patient en train de mourir. Stanley Kubrick l'a merveilleusement décrit dans Barry Lyndon où la mort du fils du héros est lente et plonge ses acteurs dans une attitude palliative. La douleur du jeune patient est inadmissible et doit être prise en compte pour permettre de vivre les derniers moments de cette courte vie dans le relationnel préparant ainsi pour ceux qui restent le deuil presque impossible à faire. Tout doit être fait pour que le petit patient en train de mourir n'ait pas mal, pour que ses derniers moments soient en paix, pour que les accompagnateurs puissent diminuer le drame qu'ils vivent et la peur qui les envahit.
La douleur de l'enfant peut aussi se voir et se subir dans des pathologies chroniques. Il existe des douleurs chroniques chez l'enfant, c'est-à-dire des douleurs qui durent plus de trois mois. Les céphalées en sont l'exemple typique. Ces douleurs, en plus du désagréable qu'elles procurent, peuvent créer de graves dépressions chez l'enfant et le gêner dans son développement éducatif et social normal. Le diagnostic de migraine de l'enfant est difficile. On pense que 10% des enfants sont migraineux. C'est une pathologie qui peut apparaître très tôt, dès l'âge de deux ans. Son diagnostic clinique est complexe, faisant intervenir des tableaux qui sont parfois uniquement digestifs. Ces crises provoquent une anxiété d'anticipation non négligeable posant d'importants problèmes comportementaux. On retrouve des facteurs qui sont en premier lieu le surmenage et la fatigue scolaire, mais aussi le bruit, la lumière, l'hypoglycémie, le manque de sommeil, le jeûne, les facteurs psychologiques. Le diagnostic est essentiellement clinique et ne nécessite pas d'examen complémentaire. Toutefois dans ce contexte, des explorations peuvent être réalisées pour bien orienter le diagnostic et éviter une pathologie plus grave Une des

meilleures prises en charge des céphalées de l'enfant repose sur la relaxation, la sophrologie qui répondent point par point aux troubles engendrés par la douleur de l'enfant. Ces traitements doivent être poursuivis régulièrement et d'une manière continue pour que la douleur qui crée ces pathologies soit annulée.

Adaptation ou inadaptation à la douleur

Une composante de l'existence ou non du désagréable de la douleur va être le sujet douloureux lui-même. En effet l'existence du fluide douloureux dépend de la sensibilité propre du douloureux à ressentir plus ou moins la douleur. C'est pour cela qu'aucune douleur n'est comparable et que chaque douleur doit être considérée comme unique, intéressant un sujet unique. Le douloureux va s'adapter ou pas à sa douleur.

S'il s'adapte, malgré l'intensité et la qualité péjorative de sa douleur, il pourra la supporter, la gérer comme on aime à le dire actuellement. Cette gestion n'enlève pas le désagréable de la douleur mais elle permet que la coupure, que la séparation que produit la douleur ne soit pas complète et qu'elle soit maîtrisée. Le sujet ne se perd pas.

Si le douloureux ne s'adapte pas à sa douleur, la séparation, la coupure qu'il induit va être totale. L'inquiétude et la panique qui s'y rattachent vont l'envahir, le conquérir et alors sa vie deviendra l'enfer.

La panique est une terreur ressentie par l'ensemble de l'organisme, une peur extrême qui le bouleverse, le paralyse et l'on peut alors évoquer des ressentis comme l'effroi, l'épouvante, la frayeur. Le terme panique fait évoquer le dieu Pan qui effraie les esprits. La panique est un trouble qui attaque violemment l'esprit. Ce terme est surtout employé pour un affolement subit. C'est en fait une peur qui par la terreur et l'effroi qu'elle génère dans l'organisme nous plonge dans l'impossibilité de s'adapter et de réagir. Surtout vécue dans des situations aiguës de danger ou de danger supposé. La douleur peut créer de tels états extrêmes. Par l'inquiétude qu'elle fait croître, parfois rapidement, elle crée une panique, une peur empêchant toute adaptation et produisant un comportement anarchique à toute adaptation. Le ressenti de la panique est une inadaptation. La gestion de la panique permet de s'adapter. Le désordre, la déroute, la fuite que créé le ressenti de panique lorsque la douleur gagne l'être provient de l'inquiétude qu'engendre la douleur.

L'inquiétude est l'absence de quiétude, c'est un état désagréable qui est déterminé par une attente, celle de l'évènement que l'on craint, que l'on redoute ou que l'on appréhende, par la non-attitude dans laquelle on est plongé. Dans l'inquiétude, on vit une irrésolution, c'est-à-dire un état qui a de la peine à se déterminer. La quiétude est une tranquillité d'âme et de corps, une paix ressentie, un calme. L'inquiétude est ce calme rompu, c'est un état de peur. La peur est un ressenti, un phénomène ressenti affectif qui est la prise de conscience d'une menace, d'un danger. Il y a dans l'organisme une alerte justifiée ou imaginaire, cela va créer des désirs d'évitement et là, la capacité d'adaptation de l'individu est importante, la douleur, c'est la peur. La prise en compte de ce sentiment influencera l'adaptation ou pas à la douleur.

Lorsque l'on évoque la peur, on peut évoquer l'angoisse, du latin *angustia* : resserrement. C'est un état de ressenti et de désarroi comparable à la peur. Alors que le plus souvent la peur à un motif, plus ou moins réel ou concret, l'angoisse fait prendre place à la même sensation que la peur, mais le motif est le plus souvent imaginaire ou difficilement cernable. Par exemple on a peur de rater un examen, mais on est angoissé par le but réel de l'existence humaine, c'est ce que l'on nomme « angoisse existentielle ». Pour simplifier et continuer, on a peur d'un chien qui va nous mordre et cela permet l'adaptation comme l'affrontement ou la fuite, l'angoisse est le même ressenti sans qu'il n'y ait de chien, l'adaptation est ici impossible.

La douleur crée de la peur, de la panique, de l'angoisse suivant l'inquiétude qu'elle génère et les possibilités d'adaptation du sujet à l'envisager. Elle crée la peur si elle est bien interprétée et peut être reconnue. Elle crée de l'angoisse quand elle est inconnue et mystérieuse. Là encore nous voyons la coupure que créé la douleur, alors que la quiétude, le bien-être limitent parfaitement l'organisme et la personnalité qui s'y repose, l'inquiétude et la douleur suppriment ces limites et créent un organisme et sa personnalité avec des limites floues. Ce flou et cette non-structuration produisent une composante du désagréable de la douleur. Alors qu'un organisme en paix connaît ses propres limites et peut estimer son devenir, penser avec sérénité à son passé, l'analyser et le comprendre, la panique détruit ces limites, cette stabilité. La douleur panique pareillement. La personne n'est plus en paix, son passé est troublé et elle n'a plus d'avenir. La personnalité peut ressentir un véritable éclatement, là encore la douleur coupe, la douleur éclate.

La douleur, c'est le mal

Alors qu'il semble facile de définir le mal, cette facilité butte sur son appréhension profonde et sur un véritable support à la prise de conscience du mal. Tout le monde semble connaître la définition et le sens du mal, et pourtant cela est moins simple qu'il n'y paraît.
Il y a tout d'abord le mot mal, adjectif, venant du latin *malus*, le mot apparaît vers l'an 900. Il existe une locution ancienne « à la male heure » : à l'heure de la mort. *Malus* veut dire mauvais, qui présente un défaut, une imperfection, une petite valeur, qui est défectueux ; mais aussi malheureux, qui vient de malheur, c'est-à-dire un évènement qui affecte, créant une situation pénible et triste ; ou encore méchant, qui ne vaut rien, désagréable, dangereux. Cet adjectif mal, c'est donc mauvais, funeste, contraire, mortel, c'est là aussi coupé. Du latin *malus* sont apparus les mots : maladie, malade, maladif, maladrerie, qui sont une coupure du normal, mais aussi malice, malin (malin aussi pour le diable) qui coupe là aussi du commun. En Belgique, il a donné *mali* qui est un déficit. Mais mal sert à former le contraire de quelque chose qui « coupe » le bon déroulement de la chose en question : maladroit, malhonnête, malsain, malchance, on le rencontre même actuellement dans un mot moderne et nouveau : malbouffe. On le rencontre aussi avec la forme « mau-» dans maussade, maudire, mauvais (*malvais*), avec la forme « malé-» dans malédiction, malversation... À noter que pour former certains mots qui semblent plus approprier à une certaine érudition, on emploie le terme grec *kakos* : mauvais comme cacographie, cacophonie. Une cacosmie est le fait de ressentir une mauvaise odeur sans qu'il n'y ait de support chimique, c'est-à-dire sans qu'il n'y ait d'odeur.

Il y a le mot mal, nom commun, dont le pluriel est maux apparus vers l'an 980 et venant du latin *malum.* C'est ce qui produit de la peine, du malheur, ce qui est mauvais, qui cause du tort, c'est une calamité, un fléau. La locution « être en mal de » veut dire souffrir de l'absence, du manque, et il y a là aussi coupure, manque, séparation. C'est une difficulté, c'est l'imperfection que l'on voit de quelque chose. On le fait précéder de l'article le pour désigner « le mal » pour indiquer ce qui est contraire au bien. On distingue le bien du mal.

Mais c'est surtout, et ce qui nous intéresse ici, depuis le XIIe siècle la souffrance physique, c'est-à-dire la douleur. Souffrir de mal de gorge, de maux de tête. Avoir mal, c'est souffrir, c'est avoir de la douleur, des douleurs, qui se sont élargies à d'autres souffrances qui n'ont rien à voir avec la douleur. Le mal de mer, le mal des transports, et de là à la maladie : avoir un mal incurable ; par exemple le mal de Pott qui est une extension tuberculeuse à une ou à des vertèbres. « Mal » va aussi intéresser les souffrances morales comme « le mal du pays ».

La douleur c'est le mal. Le mal, donc la douleur, par ce biais, nous plonge dans un univers de complexité, de paradoxe qui s'enfonce au plus profond de nous-mêmes car c'est notre condition humaine, difficile à appréhender, que le drame et le scandale de la douleur imbibent en permanence.

Partons d'un exemple concret et figuratif dont nous reparlerons : le diable. Le diable, nom masculin du IXe siècle, *diaule* dont les chrétiens font *diabolus* s'inspirant du grec *diabolos,* un adjectif qui signifie en grec classique : qui désunit, qui inspire la haine. Venant de *diaballein* : jeter entre, qui désunit, qui sépare, qui coupe. Le diable est celui qui sépare, qui coupe. Le diable dans la tradition populaire chrétienne est un personnage aux oreilles pointues, cornu, aux pieds fourchus, avec une longue queue de couleur noire ou rouge. Le diable est assimilé à une bête cornue noire comparable à un bouc ou à un bovidé. Cette iconographie est relativement récente. Dans l'Ancien Testament, les démons existaient mais ils n'avaient pas la forme que nous voyons sur les sculptures de nos cathédrales gothiques et que nous venons de décrire. Il existe des chimères ou des monstres démoniaques. Le peuple juif durant son exil avait été largement inspiré par les Babyloniens, par ses motifs sculpturaux, la représentation des quatre évangélistes par de telles chimères en est la preuve. Mais revenons à notre diable, *diabolos*, celui qui sépare, ayant cette apparence si caractéristique. Il va représenter le mal dans le plus profond des replis de notre « socio-culture » judéo-chrétienne bien qu'elle le soit de moins en moins : le Christ dans les Évangiles rencontre le démon au désert qui le tente. Le démon veut simplement couper, séparer Jésus de son Père. Dans notre tissu historique et socioculturel va se cristalliser une bivalence entre deux notions touchant profondément l'homme, le bien dont les valeurs sont positives pour l'homme et le mal dont les valeurs sont négatives. Il va se créer une bipolarité de valeur. Notre « socio-culture » et son histoire ne sont bien évidemment pas les seules à concevoir l'existence humaine et son paradoxe tiraillant entre deux valeurs contraires.

L'histoire comparée des civilisations et de leurs religions sur ce point est très enrichissante. Beaucoup de civilisations ont une mythologie, une cosmologie mystique, une cosmogonie, une création mystique qui reposent sur un combat créateur, un combat géniteur. Dans la plupart des cas il y a deux forces colossales en présence, une du bien, souvent représentée par des forces de lumière, et une du mal représentée par le noir, le sombre. L'homme se trouve à la fois pris dans ce combat perpétuel et géniteur soumis aux forces occultes du bien et du mal, se situant comme un prisonnier dans ce combat titanesque mais aussi y participant. Il est pris malgré sa volonté dans ce tumulte effrayant où il ne peut que subir et paradoxalement son libre arbitre peut lui faire choisir un camp et combattre pour la victoire de ce camp. Il a un libre arbitre qui lui fait prendre une place dans le combat créateur du monde.

Toutes les civilisations issues des Indo-européens possèdent de telles mythologies et les religions qui s'y sont développés, tout en évoluant et en se transformant ont conservé ce dualisme, bien-mal, dans un combat créateur. Le culte à mystère de Mithra, si puissant pendant la période de l'Empire romain, où le christianisme s'est développé au point de l'avoir menacé, est basé, bien qu'ayant un sens ésotérique fort et initiatique, sur un tel combat géniteur. Le Dieu de lumière qui est une lumière invincible tuant le taureau sombre comme la terre en un simple coup est un exemple frappant dans son iconographie. Le dieu était le bien lumineux, le taureau le mal sombre. Il inspira la vision du diable futur. Ces religions dualistes entre bien et mal si l'on peut dire, se sont amplifiées à l'extrême et ont trouvé leur apogée avec Mani qui créa le manichéisme, devenu synonyme de ce dualisme bien-mal et de ce combat incessant. Beaucoup plus près de nous, les cathares de l'Occitanie ont vécu cette foi dualiste et on connaît leur fin tragique.

Bien que pour beaucoup, le christianisme soit dualiste, une certaine vision théologique ne peut le concevoir ainsi. En effet, le Christ rachète la faute originale de l'homme : le péché originel qui lui a fait connaître justement la notion de bien et de mal. Le rédempteur, la rédemption du Christ, le rachat de la faute de tout homme et de toute l'humanité plonge le christianisme dans une religion de salut due à l'action de son dieu sauveur. Pour le chrétien le mal a été vaincu une fois pour toute par le Christ.

Dans des religions plus récentes comme celles des musulmans : les démons sont présents, les *djins*, *Iblis* se rapproche de Satan, *Sheitan* c'est le diable, et le bien et le mal s'affrontent. Le paradis promis où les fruits auront le goût de miel repose sur une foi et une conduite religieuse stricte. Le sage et le croyant respectant les paroles du prophète, croyant à la miséricorde du Dieu unique et tout puissant connaîtront ce bien éternel. S'il y a la miséricorde de Dieu et son pardon par pure bonté, s'il y a pardon, c'est qu'il y a eu faute et cela implique une notion de bivalence.
Peut-on trouver, sans pousser à l'extrême, un état psychologique qui pourrait en respectant les concepts de cet état aboutir, sauf à empiéter sur le domaine de la philosophie, à une explication complète ? Peut-on trouver dans l'existence de l'homme, dans son intimité d'existence, et cela à travers les âges, des supports à une telle vision de la création et à une telle vision de la vie ?
Si l'on se réfère à la physiologie, on peut concevoir le dualisme bien-mal avec le dualisme ressenti plaisir-souffrance. Le plaisir est difficile à cerner. Il n'existe pas un plaisir mais des plaisirs, les plaisirs se rattachent aux sens. L'onctuosité pour le toucher, les couleurs chatoyantes pour la vue, les fragrances pour l'odeur, les saveurs pour le goût, la mélodie pour l'audition, l'amour pour le relationnel, le sensuel pour le sexuel …
Les physiologies exactes des plaisirs sont extrêmement complexes et nos repaires actuels ne sont là que pour satisfaire l'anxiété des chercheurs mais ne donnent aucune vraie réponse. Par exemple, pourquoi les cheveux chez une femme vont représenter, comme l'a énoncé mais pas complètement élucidé Freud, un plaisir à toucher et à regarder chez l'homme ? Pourquoi les mains masculines et leurs nouures ont-elles tant d'attrait dans le plaisir sexuel des femmes ?

En ce qui concerne la souffrance, nous l'avons bien vu, il n'y a pas une mais des souffrances, et on peut penser que le mal s'appuie sur ces différentes étiologies du « mal-être » ou du « mal-vivre » de l'homme. Ces deux rapprochements ne sont pas satisfaisants et cela pour une raison très simple. C'est que bien et mal sont liés, et sont contraires. Ils se combattent nous l'avons décrit dans les combats créateurs de beaucoup de civilisations. Ils sont opposés, mais s'engendrent, se côtoient, s'alimentent, se fondent, se combattent. En aucune manière, le plaisir est le contraire de la souffrance, et la souffrance le contraire du plaisir. Le plaisir ou les plaisirs sont le ou les plaisirs par eux-mêmes et se vivent en valeur absolue. Les souffrances comme la soif sont des souffrances et ne sont pas un contre-plaisir. Dans certaines pathologies qui présentent des anormalités, il y a fusion comme dans le sadisme ou le masochisme. Mais en aucune façon la souffrance n'est pas du plaisir ou un manque de plaisir, c'est un manque certes, mais pas forcément de plaisir et le plaisir n'est pas un comblement à la souffrance. En fait l'analyse plaisir-souffrance repose sur le bien et le mal par rapprochement du plaisir au bien et de la souffrance au mal.
Essayons d'aborder ce qui est bien pour l'homme et cette étude va nous conduire à une perplexité car au-delà d'évidences que le sens commun conçoit aisément comme manger, dormir, aimer, ne pas avoir froid, ni trop chaud, il est extrêmement difficile et compliqué de définir le bien pour l'homme car toute réflexion aboutit à un paradoxe. Recentrons-le. Ce que redoute le plus l'homme, c'est la maladie et la mort, mais tous les gens que nous côtoyons sont-ils emplis de joie car ils ne sont pas malades ? Pas du tout, ils trouvent cela normal. La mort est pour l'homme une grande frayeur et c'est inéluctablement son futur, pourtant tout désir, tout vouloir de l'homme le font souhaiter accélérer le temps et donc se rapprocher de son

futur si dramatique, donc du rapprochement de sa mort : « bientôt les vacances », « bientôt la retraite. » Le bien pour l'homme serait donc une stabilité et pourtant toute l'énergie de l'homme tend vers la non stabilité. À peine avons-nous une nouvelle voiture que nous pensons à la suivante. À peine avons-nous écrit un livre, que nous pensons au suivant. À peine avons-nous eu une augmentation que nous pensons à la suivante. C'est cela, cette dynamique de vouloir l'éternité, le bien mais dans notre notion d'éternité rien ne bouge, tout est stable, c'est une prison. Alors qu'est-ce qui est bien pour l'homme ? Ce qui est bien pour l'homme, c'est ce dynamisme qui le pousse à conquérir sa vie, c'est en fait l'incertitude et le vouloir de conquête, de créer. Posez-vous la question de savoir ce qui est le meilleur dans l'acte sexuel, les préliminaires ou la séparation une fois l'acte accompli. L'homme a en lui un vouloir de création qui le fait avancer. Vouloir créer, vouloir connaître, vouloir vivre, tous les plaisirs sont basés sur le temps d'accomplissement.

Le mal c'est la coupure de cette énergie de vie qui empêche l'homme de s'accomplir, de se créer dans son propre espace, dans son propre temps, de créer un espace-temps-vie qui lui est propre, qui est son œuvre et qui est unique. Le couper c'est le mal, tout ce qui le coupera sera le diable. Nous retrouvons bien là le concept de combat créateur, plus qu'un rapprochement physiologique, biologique ou psychologique. Les traditions nous enseignent plus que la science dans ce domaine. Le combat créateur entre le bien et le mal, les dieux du bien et les dieux du mal de la civilisation, de la religion, de ces civilisations indo-européennes reposent sur le combat de chaque être humain pour sa vie. L'être humain va ressentir l'énergie de vie et de bonheur de vivre qui repose sur un besoin d'accomplissement, de son accomplissement, de

créer sa vie, créer son œuvre unique et personnelle, c'est sa lumière qu'il veut éternelle (les Indo-européens parlaient de gloire lumineuse éternelle), mais pour réaliser ce projet il y a des obstacles qui le « coupent ». De plus, ce projet peut être extrêmement défini, par exemple : je veux devenir président de la république ou beaucoup plus flou : je voudrais vivre un idéal. Le mal, ce sont les obstacles, la matière que l'être humain va être obligé de pétrir pour réaliser, pour se réaliser et là nous retrouvons le fondement du drame de la condition humaine car jusqu'à présent, tout ce que nous venons de dire est simple car le drame de l'existence humaine n'est pas évoqué. Le drame de la condition humaine est le choix, le doute dans le choix car il impose une coupure, une séparation. L'être humain va être séparé entre deux états, son libre arbitre et son destin. Les deux ambiances affectives et émotionnelles qui vont accompagner ce combat entre libre arbitre et destin vont être la confiance et le doute. Le libre arbitre est très particulier chez l'homme et le taraude toute sa vie. Il va obligatoirement à chaque instant de sa vie être obligé de faire un choix, donc, qui dit choix, dit coupure et deuil.
Imaginez-vous sur un chemin de montagne dans la forêt. Le ciel bleu irradie de cette lumière crue, elle-même colorée, qui donne aux cieux un bleu plus pénétrant que le bonheur des retrouvailles. Les scientifiques l'expliquent eux par l'intensité d'ozone du ciel. Donc sous ce ciel, un chemin fleuri, comme ils le sont au mois de mai, se divise pour créer une fourche, un chemin part à gauche un autre à droite. Qu'est-ce que vous allez faire ? Si vous allez à gauche, vous ne connaîtrez jamais ce qu'il y a à droite et il faudra en faire le deuil. Si vous allez à gauche, que vous trébuchiez, que vous vous cassiez la jambe, ce sera de votre faute, vous auriez dû aller à droite. Vous êtes soumis à un choix impliquant une libre décision et une responsabilité de cette décision. Pourtant a posteriori si

vous vous êtes cassé la jambe et que vous avez passé la nuit, allongé sur le chemin, vous direz : c'était écrit, c'était mon destin. À mesure que le libre arbitre du décisionnel va et prend forme, le destin se créé, bienveillant ou malveillant ; l'idée d'une force occulte prédestinée s'impose à l'homme qu'il ne peut concevoir vu son libre arbitre. Il doute et le doute amoindri sa confiance en la vie, en cette énergie de vouloir réaliser son œuvre et le drame s'installe le coupant, le séparant de son énergie de vie et de la réalisation de lui-même, ne se considérant que comme l'objet d'un ensemble dans lequel en fait il n'a rien à faire ni à y faire. Il est coupé de lui-même, il est séparé de lui-même. Il est en enfer, il vit en enfer. Il vit où le diable vit.

Qu'est-ce qui, dans la vie de tous les jours, rappelle le plus ce joug imposé par le destin qui par la perversion fait croire à l'homme qu'il a son libre arbitre et qu'il est libre de se vivre ?

Qu'est-ce qui annihile l'homme et l'enferme, le coupant de lui-même et de son projet de vie ? Le coupant d'un projet de futur, de réalisation, de son projet d'œuvre ?

Ce sont la douleur et l'aliénation qui en découle. C'est pour cela que la douleur de l'homme est le mal. Donc pour l'homme tout est fini quand il a mal, et le poids du mal de la douleur pèse sur ses épaules irrémédiablement et aucune issue n'existe. Bien au contraire, il nous faut revenir aux combats géniteurs des civilisations, aux mythes fondateurs. Les combats titanesques créent un univers où l'homme n'est qu'un grain de sable dans le cosmos de cette création, pourtant il a le choix, il a toujours le choix. Il peut par ce choix et son engagement faire vaincre les forces du bien si elles sont ses valeurs et surtout s'il en a le courage. Courage qui repose sur un autre sentiment contrariant le doute de l'homme, l'affaiblissant, ce sentiment c'est la confiance. La confiance fait penser que

le choix est bon et que l'on a bien fait de le faire, même si les conséquences immédiates ne le prouvent pas car on l'a fait honnêtement et c'est là une composante de la confiance. La confiance implique l'honnêteté, la vérité, la pureté, la bravoure. Toutes ces qualités lumineuses qui combattent le sombre du doute et permettent l'affrontement du démon du destin.
Comme dans un combat géniteur la confiance donne au douloureux qui est coupé de lui-même l'espoir de se retrouver, et c'est là l'engagement du patient dans la confiance au soignant et à sa propre force de reconstruction. Tout le projet d'accompagnement et de prise en charge du douloureux, mis à part les armes techniques et technologiques que possède le thérapeute, doit reposer sur la confiance. Certes sur la confiance dans la personne du soignant, mais surtout dans la propre confiance en soi du douloureux. Il faut aussi, si vous me le permettez, qu'il se « recolle », qu'il répare cette coupure de la douleur, qu'il se retrouve dans sa globalité. La confiance en lui-même, en son futur, en son projet de vie, en son œuvre, va permettre d'alimenter un aller vers, un libre choix, un libre arbitre, et d'activer fortement un projet thérapeutique. Le douloureux, surtout le douloureux chronique, se retrouvera et se soignera.

Douleur et sacrifices

Nous venons de voir dans le chapitre précédent que la douleur est le mal, et que nous pouvons envisager la notion de mal par la condition humaine. Condition humaine qui plonge l'être humain dans une angoisse existentielle dont un des moyens de défense ou plutôt d'explication est la dualité ressentie entre bien et mal. Nous avons aussi évoqué la notion de faute bien individualisée dans la tradition judéo-chrétienne par le péché originel mais que nous retrouvons dans beaucoup d'autres traditions religieuses. Il nous faut donc nous arrêter sur ces deux mots : faute et mal ainsi que sur deux autres mots qu'ils impliquent : responsabilité et rachat (ou réparation). Il faut nous y arrêter car beaucoup de gens vont vivre leur douleur en la rapprochant du signifiant de ces termes.
Si la douleur est le mal comme nous l'avons énoncé, cette présence du mal, cette victoire du mal sur le bien provient d'une cause, de quelque chose ; il est facile et aisé même si cela reste très simple de penser et d'exprimer que ce mal ressenti enraciné dans la douleur provient d'une faute commise par le douloureux. La notion de faute que nous connaissons actuellement et dans notre tradition (le mot faute venant du bas latin *fallita,* de *fallere* : faillir, tromper) correspond à un manquement. Le manquement c'est être insuffisant à, faire défaut, se soustraire à une loi, à une règle, à un devoir. La faute implique une responsabilité qui est une obligation à la réparer. Responsable est un adjectif venant du latin *responsus,* de *respondere* : se porter garant. Le droit français actuel repose sur ces notions bien que depuis la loi Badinter de 1985, il existe une notion juridique de responsabilité sans

faute en ce qui concerne le dommage corporel qui a bouleversé le droit français.

Le douloureux qui ressent le drame de sa douleur pense donc avoir commis une faute dont il est responsable, et cette douleur qui l'envahit est le prix à payer pour celle-ci. La douleur devient le rachat de cette faute. Cette vision renforce toute la notion de douleur et d'emprise, c'est-à-dire qu'elle rachète, qu'elle réhabilite. La rédemption du latin *redemptio* est l'action de ramener quelqu'un au bien ou bien de se racheter.

Mais le problème est de savoir où est la faute ? Cet enfer que crée la douleur et que les médecins ne savent pas toujours calmer, évaluer et prendre en compte serait dû à une faute mais une faute banale et simple si l'on peut dire qui devrait être vite prise en compte et réparée, comme le fait d'oublier son traitement.

D'où viendrait cette faute et pourquoi semble-t-elle cachée, inaccessible ? Il nous faut revenir aux mythes et aux religions. Il y a dans beaucoup de religions un moment de coupure entre les dieux ou entre le dieu et l'homme, qui est plus ou moins sa créature. Nous le rencontrons dans la Genèse. La religion juive a énormément marqué notre civilisation, notre société et la notion de rachat d'une faute. Nous le voyons aussi dans la religion chrétienne, puisque le Christ est rédempteur par sa mort. Une religion du salut, comme la religion chrétienne, implique tout de même une faute. Mais cette coupure existe dans beaucoup d'autres religions. Le mythe de Prométhée en est un exemple frappant. Prométhée n'est pas un homme, ni un dieu olympien, c'est un titan. Les Titans, dans la mythologie grecque, sont des divinités primitives. Ils naissent d'Ouranos (le ciel) et de Gaïa (la terre mère) qui engendrent aussi les cyclopes et les monstres marins. Les Titans sont douze, ils gouvernent le monde avant Zeus et les dieux olympiens qui les vaincront. Prométhée est l'initiateur de la première civilisation. Il va voler le feu sacré aux dieux pour le donner aux hommes. Zeus pour le punir de cette faute dont il est responsable l'enchaîne sur le Caucase et un aigle lui mange le foie qui repousse sans cesse (À noter que le foie biologiquement repousse naturellement, le mythe dans ce cas révèle une vérité biologique moderne). Nous percevons bien avec ce mythe la faute punie par la douleur. Il y a coupure entre les dieux et les hommes puisqu'une divinité donne aux hommes quelque chose de sacré qui n'appartenait qu'aux dieux. Le responsable est puni par une douleur continue et éternelle (Héraclès viendra tout de même libérer Prométhée). Les hommes, par la faute d'avoir accepté le feu sacré se rendent responsables de la douleur éternelle de Prométhée. Il y a donc une faute qui sépare la divinité et l'homme, la douleur est le prix de la réparation.

L'homme le ressent au plus profond de lui et cela explique sa vision du destin. Implacable et incompréhensible, le destin taraude l'humain, seules les divinités connaissent les causes cachées expliquant le funeste destin humain. Il faut donc récupérer, retrouver le contact avec la divinité pour connaître l'inconnaissable, pour comprendre l'incompréhensible et découvrir une réponse à la condition humaine. Si la douleur est le prix à payer c'est par la douleur qu'il faut passer, et de là on va exploiter la douleur pour se rapprocher du dieu. C'est le sacrifice. Un sacrifice est une offrande à une divinité, c'est l'immolation d'une victime. C'est une oblation, c'est une action par laquelle on donne quelque chose à Dieu ou aux dieux. Certes, lors d'un sacrifice, on donne un animal le plus souvent, on peut donner aussi des mets, des végétaux, des hommes (lors de sacrifices humains), une condition comme la continence sexuelle, la chasteté, la pauvreté, une obéissance absolue… Mais le type même du sacrifice est un animal que l'on tue pour le dieu en répandant son sang. Il y a très souvent épandage du sang de la victime et mort par des rituels employant des armes blanches comme des couteaux à sacrifice. Le reste de l'animal sera le plus souvent brûlé afin que par la fumée il rejoigne le dieu à qui on l'offre. Ce qui est primordial dans un sacrifice d'animal, c'est qu'il soit vivant, en très bonne santé, sain, qu'il soit beau et de bonne qualité pourrions-nous dire. Cet animal, splendide, à la fleur de l'âge, on va le tuer violemment et répandre son sang en lui créant de la douleur. Cette vie, cette mort, ce sang, cette douleur seront donnés avec les restes de l'animal au dieu.

Par la douleur et sa vision, par le sang versé, par la mort, l'homme se relie aux dieux ou à Dieu. Le sacrifice devient sacré, la douleur devient sacrée. Par la douleur il y a un lien avec Dieu ou les dieux et cela donne un sens à la douleur, une consistance qui se teinte de sacré.

La douleur combat le mal qu'elle est, et le sacrifice extrait l'homme de l'incompréhensible de sa condition de vie. La douleur qui est le mal devient donc un moyen de supporter le mal et de le combattre, d'où peut être l'expression « combattre le mal par le mal » ; la douleur peut donner alors un sens à la vie, un sens péjoratif à la vie, qui explique la difficulté de l'existence et son dégoût. Négativant le « bon sens » de la vie et de l'existence pour lui donner un « mal sens » l'être humain s'appuie sur cette hérésie au bon sens pour justifier sa difficulté à vivre son mal-être. Par ce mécanisme, le but néfaste de son existence et son mal-être, l'homme explique en un sens l'existentiel.

Alors que beaucoup de grands penseurs supposent que l'existence n'est qu'un malheur comme Sartre : « La réalité humaine est souffrante dans son être, elle est par nature conscience malheureuse, sans dépassement possible de l'état de malheur. » Tout dans la prise en charge et

l'accompagnement d'un douloureux qu'effectue l'algologue doit faire tendre vers l'inverse, car en fait la réalité humaine est conscience de bonheur et de grâce mais la faiblesse humaine coupe le projet de vie éternelle de la conscience. Cette situation qui apparaît absurde est très souvent vécue ainsi par les douloureux, notamment les douloureux chroniques chez qui la douleur s'impose et envahit toute l'existence. S'ils ne la vivent pas pleinement cette existence, leur douleur l'explique et rachète leur mal ou un mal qui mange leur vie. Le fait d'avoir mal d'une façon chronique et durable, sans qu'aucune cause précise ne soit trouvée, ne soit concluante ou n'explique la totalité des douleurs, sans qu'aucun traitement ne soit pleinement efficace, donne un sens à l'absurdité de l'existence douloureuse. Le douloureux est mal, vit mal, il ne profite pas pleinement du goût de l'existence, il trouve son existence absurde, son mal rejoint sa douleur, et sa douleur objective son mal, son mal-être. En la subissant, il explique l'absurdité de son existence et se dédouane de ne pas vivre cette existence pleinement. La douleur rachète les croyances de l'individu au beau de sa vie. Elle devient un don, une oblation dans ce qu'elle engendre d'insupportable qui explique le mal-vivre et son incompréhension. Le douloureux vit sa douleur comme un sacrifice qui le relie à une logique, qui est la négation du sens de la vie et qui lui empêche de subir une incompréhension totale de l'existence, ce qui est encore plus terrible car l'existence inexplicable plonge l'homme dans la pire des choses qui redoute le plus, le néant.
Là, le thérapeute doit tout mettre en œuvre, tout faire pour renverser cette tendance et cette vision des choses. La démarche en plus du soin antalgique proposé est de faire aimer la vie et de donner une raison positive où le bien-être et la compréhension de l'existence deviennent le mode relationnel positif avec une vision et une

appréhension optimiste du sens caché de la condition humaine. C'est un travail passionnant car on peut éclairer des pans magnifiques de l'existence et voir de nouveau les affligés vivre et ressentir la vie.

La douleur afflige

Tout douloureux est triste. Il est inconcevable et même grotesque d'imaginer un douloureux joyeux, souriant, gai, heureux de vivre, cela est impossible, impensable. La douleur, qu'elle soit aiguë ou chronique, attriste le patient. La douleur aiguë attriste différemment de la douleur chronique mais toutes deux atteignent le sujet douloureux. La tristesse est un état d'âme qui est très particulier. Lisons la très bonne définition de la tristesse dans le dictionnaire *Petit Robert* : « État affectif pénible, calme et durable ; envahissement de la conscience par une douleur, une insatisfaction, ou par un malaise dont on ne démêle pas la cause, et qui empêche de se réjouir du reste ».

Approfondissons cette définition : elle précise que la tristesse est un état affectif, c'est-à-dire un ressenti dans le domaine affectif faisant jouer une relation dans la personnalité du sujet. En effet l'affectif fait intervenir une relation, celle d'aimer ou de ne pas aimer, celle d'apprécier, c'est-à-dire de ressentir une satisfaction, un plaisir dans la relation avec quelqu'un, avec quelque chose, donc une relation positive. Il peut exister une relation négative : haïr, détester, rejeter, c'est le contraire d'aimer et d'apprécier. Le sujet ressent une répulsion à une relation et il la rejette entraînant un déplaisir, un mal-être. Nous retrouvons une dualité où il nous serait facile de placer le bien, la satisfaction et le mal, la répulsion. L'affectif nous fait ressentir ce qui est bien pour nous ou mal et ce domaine est particulier au sujet, il est subjectif. L'état affectif de la tristesse est pénible, c'est-à-dire qu'il provoque une peine, une difficulté, un effort à supporter, il est donc désagréable et négatif.

La définition utilise des mots qui sont négatifs pour le sujet qui représente le mal, nous y retrouvons une douleur ce qui confirme bien notre vision, une insatisfaction, un malaise qui insiste bien sur le côté mauvais de l'état affectif. Mais la définition est riche et éclaire des domaines qui renseignent sur ce qu'est la tristesse. Tout d'abord, cet état négatif envahit la conscience. La conscience, c'est l'existence du sujet, son vécu. Le terme envahir induit une prise de pouvoir par la force et cela violemment, donc ce négatif et ce mal vont occuper et envahir complètement l'existentiel du sujet et cela contre sa volonté, contre sa liberté. Le sujet dans son vécu, son existence, est soumis à une force qui le domine dont il ne peut pas se défaire. Il est sous le joug du mal et n'a pas de possibilité spontanée de s'en défaire. Cela implique quelque chose de fondamental, le manque de liberté et par la même le manque de futur, d'expérience de vie, de projet de vie. Le sujet soumis par ce mal est emprisonné par lui, il n'a aucune possibilité spontanée d'y échapper. L'état qui se rapproche de cet emprisonnement est la mort. L'état de mort pour l'existant est semblable au mal envahissant la conscience.

La pire des choses pour l'existant, c'est de ne plus exister. L'existant a besoin de limites d'existence, de limites mobiles, auxquelles il peut s'adapter. Le manque de limites fait exploser ou imploser le ressenti d'existence et c'est pour lui la pire des choses à vivre puisque ce n'est plus du vécu. Donc la tristesse rend impossible ou très difficile l'existence à se vivre.

La définition ne s'arrête pas là, elle précise qu'il n'y a pas une cause précise. Le mal et le mal-être s'imposent violemment à l'existence, l'envahissent et la dominent, mais ils semblent naître spontanément, sans préavis, sans causalité, s'abattant sur le sujet qui en plus d'une non-existence n'en comprend pas les raisons et donc vit une injustice à ne plus pouvoir vivre puisque n'ayant commis aucune faute, pourquoi ce châtiment lui est-il imposé ?

Cette injustice de ce mal-vivre amplifie le mal-être et la définition nous dit que cet état de mal-être affectif, pénible, est calme et durable. Durable car si l'on en connaît le début on ne peut en prévoir la fin. Une fatalité s'abat sur l'être du sujet qui va durer, on ne sait combien de temps, et cela exagère le manque de liberté de l'existence, de la conscience. Le mot calme montre qu'en fait le sujet, devant cet acharnement, ne réagit pas, il ne se révolte pas, ne combat pas ou ne peut plus combattre son envahissement. Il est résigné, il subit et n'a plus de volonté ce qui renforce le négatif par un manque de considération de soi et par un laisser-aller car il n'est pas possible de se battre.
Donc nous avons devant nous le spectacle de quelqu'un de triste, de quelqu'un qui est abattu, qui est vaincu, qui vit une déchéance, une mort annoncée en se résignant. La brutalité de cet état ne permet pas d'apprécier le reste de la vie, de l'existence, car la violence et l'hégémonie de ce mal dominent tout le sujet, qui vit alors une véritable mort de son existence et de son élan de vie, c'est une mort de l'âme.
La définition emploie le terme douleur, la douleur engendre la tristesse, est la tristesse. La douleur présente, quand on la côtoie fréquemment, une composante un peu différente de la tristesse. Alors que le sujet triste subit son état et semble le subir calmement et durablement, à un certain moment le sujet dont la tristesse est induite par la douleur, ne peut plus supporter cette stabilité dans le malheur. Il va donc utiliser ses dernières ressources pour se débattre dans sa tristesse douloureuse d'une manière éperdue, en ayant perdu d'avance. Il semble se jeter dans une dernière bataille où ses forces vont s'anéantir consommant son peu de réserve d'élan vital, et alors qu'il vivra cette révolte perdue d'avance pour lui, sa tristesse comme par un cercle vicieux, deviendra un bourbier

l'emprisonnant. On pourra alors parler pour le sujet d'affliction et dire que la douleur afflige.

L'affliction est une tristesse profonde et semble un stade supérieur au mal-vivre, au mal-être, au mal-ressenti, à la tristesse. C'est un état qui frappe profondément, qui provoque une peine profonde et un abattement important du sujet dans lequel il ne peut plus réagir. Il est accablé, voulant en finir, il est mortifié. C'est une injustice totale et une profonde souffrance. La mortification que subit le sujet affligé fait évoquer une grande privation de projets et d'existence. C'est un châtiment et ce châtiment implique une cruauté qui humilie. C'est faire mourir, c'est faire corrompre. La notion de cruauté implique un vouloir, une conscience autre.

Dans le cas de la douleur qui afflige, cette affliction impliquant une cruauté fait penser au sujet qu'il y a peut-être quelqu'un ou quelque chose qui lui en veut et qui le persécute. Devant cette cruauté, une interprétation peut aboutir qui explique d'une manière erronée le drame vécu mais qui surtout fragilise le sujet dans son intégrité et sa cohésion, ce qui le plonge dans un état dangereux pour lui-même car il fait appel à des raisonnements mettant en doute sa raison.

Devant ce drame, cette affliction, cet éclatement de la personne que produit la douleur vécue toujours comme une injustice profonde, devant les interprétations fausses et dangereuses que fait le sujet pour l'expliquer et essayer de combattre son mal, il faut le soutenir. Un mode de soutien et d'aide, très peu signalé dans les écrits mais spontanément réalisé par les soignants est la **consolation**.

Devant un sujet affligé par sa douleur, il faut le consoler tout en le respectant. Consoler, c'est comprendre, c'est partager le même chagrin, en ressentir la profonde tristesse et le désarroi qu'il produit chez le sujet. Consoler l'affliction, d'un douloureux c'est le comprendre pour

partager son chagrin et sa tristesse, vouloir l'apaiser, vouloir alléger son fardeau, adoucir, diminuer ses tensions et les contraintes qu'il vit. C'est réconforter, remonter son élan de vie par une compréhension et dans un respect total. Cette qualité d'aide est la seule réponse, le seul remède à la tristesse et à l'affliction de la douleur. Seule la profonde présence de l'autre et sa compréhension neutre, sans jugement, sans démarche de prise de pouvoir, dans une simplicité d'être là, naturellement et d'une manière bienveillante sont la solution pour que l'affligé, le douloureux puisse à nouveau avoir l'espoir d'exister. La consolation, c'est la présence ; la personne triste va avoir ce besoin de pleurer avec, dans l'autre, pour soulager sa souffrance, pour soulager les tensions qu'elle vit au plus profond d'elle et qui l'anéantissent.
L'autre n'a pas forcément à faire, il n'a qu'à être là, présent à la tristesse, à l'affliction pour qu'un début de guérison s'amorce et que le malheureux puisse s'appuyer sur cette présence pour vivre. C'est ce que la personne triste nous demande quand elle nous quitte en disant « pensez à moi » et qu'on lui répond : « je pense à vous ». C'est une présence par la pensée, une prise en compte de son « rendu » de vie, d'individu, de personne sur lequel on va pouvoir s'appuyer pour reconquérir la totalité de l'être.
Soutenir, accompagner un douloureux, c'est aussi être présent à lui, consoler sa tristesse et son affliction. Cela démontre bien que la douleur peut être un moyen de relation dans laquelle une possible nouvelle liberté va pouvoir naître et croître.

Les traitements pour prendre en charge la douleur

Après avoir évoqué ce que peut vivre un douloureux, sans évidemment pénétrer entièrement dans l'intimité de son ressenti mais en tutoyant ce qu'est sa condition lorsqu'il subit l'injustice de la douleur, il faut envisager les possibilités que nous avons de l'aider, c'est-à-dire de le soigner et de le rééduquer à une vie sans douleur.

La prise en charge de la douleur est un des actes fondateurs de la pratique médicale. Chez l'adulte, le traitement d'une douleur est orienté par son expression clinique, le contexte et les retentissements psycho-sociaux *(L'intelligence médicale au service du soin ; Vidal)*

Article L1110-5 du code de la santé publique : « **... toute personne a le droit de recevoir des soins visant à soulager sa douleur. Celle-ci doit être en toute circonstance prévenue, évaluée, prise en compte ...** »

Les soins de la douleur ou des douleurs vont être complexes et difficiles. Ils vont induire une prise en charge après une évaluation. Cette prise en charge devra dans la plupart des cas être pluridisciplinaire, plurimodale.
Devant toute douleur il faut faire le diagnostic de sa cause et le plus souvent le traitement de la cause impliquera son amélioration. Cette amélioration se réalisera plus ou moins vite car nous avons vu que certaines douleurs se chronicisaient.
La prise en compte de la douleur aiguë est difficile et complexe. Il existe actuellement un diplôme inter universitaire qui forme les soignants à prendre en compte

et à maîtriser cette douleur aiguë, notamment les douleurs post-opératoires. Une grande partie de cette prise en charge appartient aux anesthésistes car connaissant et étant spécialistes des anesthésiques, ils la maîtrisent parfaitement. En excluant le domaine très spécifique de l'anesthésie et des anesthésiques, il faut aussi prendre en charge la douleur qui perdure, la douleur chronique ou de fin de vie et le cadre de cette prise en charge dépasse le simple domaine du devoir et de l'éthique médicale puisqu'elle devient actuellement une obligation déontologique et légale pour les soignants français.
Le médecin, c'est son devoir, doit prendre en charge et traiter la douleur. Pour bien mener le combat contre ce monstre tentaculaire à la manière d'une hydre douloureuse dont chaque tentacule serait une composante du ressenti pénible que vit le patient, il faut tout d'abord faire le diagnostic de douleur. Il faut savoir quel type de douleur est ressenti par le douloureux, s'il ressent une ou plusieurs douleurs et en faire leur analyse. Une fois que le ou les types de douleur sont individualisés et l'analyse réalisée, le médecin possède un arsenal complet de prise en charge de la douleur. Citons-les dans un premier temps, nous y reviendrons en les étudiant successivement.
Il existe bien évidemment des traitements médicamenteux dont l'homéopathie, la phytothérapie, des traitements impliquant une technique médicale invasive comme les blocs et les infiltrations, la mésothérapie, l'acupuncture, la médecine manuelle, la kinésithérapie, des techniques employant le froid (cryothérapie) ou le chaud, l'électrothérapie, la radiothérapie, des techniques spécifiques à la douleur comme le TENS (neurostimulation électrique transcutanée), des traitements chirurgicaux spécifiques (la neurochirurgie peut être considérée comme la chirurgie de la douleur), la stimulation transcrânienne répétitive, l'hypnose, les

relaxations et la sophrologie, les thérapies comportementales et cognitives, la psychothérapie, la musicothérapie, l'accompagnement, l'écoute, la pédagogie, les groupes de parole, et enfin, une approche que l'on pourrait appeler : la somato-cognition.

Parmi les techniques invasives, les blocs : comme leur nom l'indique, ces techniques vont utiliser un mécanisme de blocage du message douloureux. Le message douloureux prend naissance au niveau de récepteurs de la douleur par exemple au niveau de la peau et va cheminer le long des fibres nerveuses par des nerfs sensitifs vers la moelle épinière ou le tronc cérébral. Si on utilise un produit anesthésique, qui va par des processus biochimiques rendre impossible la progression du message neurobiologique douloureux, le long par exemple des nerfs sensitifs, on bloque le renseignement douloureux qui ne peut plus pénétrer la moelle épinière ou le tronc cérébral, et pénétrer dans le cerveau pour prendre sa dimension de conscience pénible et douloureuse. Ces gestes concernent donc des endroits anatomiques précis selon les territoires que l'on veut soustraire à l'information douloureuse. Ils sont réalisés dans un contexte d'anesthésie, au bloc opératoire ou dans des salles spécialisées en présence d'un matériel de réanimation d'urgence et en état soucieux d'une asepsie rigoureuse. On parle de **bloc antalgique** car il n'y a pas d'anesthésie générale, seulement analgésie c'est-à-dire coupure de la douleur dans un territoire déterminé (de an : privatif et du grec *algo* : douleur ; perte de la sensibilité à la douleur). Ces blocs peuvent très bien être utilisés comme moyen antalgique d'une chirurgie spécialisée ou en rééducation fonctionnelle pour faciliter des mouvements qui peuvent être très douloureux. On peut aussi par des voies d'abord chirurgicales placer des cathéters à demeure pour créer une analgésie durable, car bien évidemment les produits utilisés ont une action de durée limitée. On peut réaliser des blocs para vertébraux où l'anesthésie locale sera produite sur une partie de la colonne vertébrale, des blocs intercostaux concernant les côtes, des blocs intrarachidiens pour les nerfs innervant la tête, des blocs périphériques des membres supérieurs ou inférieurs, des blocs intéressants plusieurs territoires, au niveau de ce que l'on appelle les plexus qui sont des structures anatomiques où plusieurs nerfs se rassemblent pour pénétrer dans la moelle épinière. À côté de ces blocs, on peut réaliser des **blocs neuroleptiques périphériques** qui détruisent tout ou partie d'un nerf y compris au niveau des nerfs crâniens. Le système nerveux végétatif va être aussi intéressé par les blocs. On réalise des **blocs sympathiques**, **blocs sympathoplégiques intraveineux**. Une pathologie souvent rencontrée en algologie est prise en charge par de tels blocs : c'est l'algodystrophie.

L**es infiltrations** : Il s'agit d'injections de produits chimiques localisées. On utilise le plus souvent l'association d'un anesthésique et d'un corticoïde, médicament anti-inflammatoire. On peut utiliser les corticoïdes seuls. Les infiltrations vont être réalisées au niveau de certaines articulations, par exemple lors de poussées inflammatoires pour les diminuer. Si un patient souffre d'une poussée d'arthrose au niveau de son genou qui devient alors rouge, chaud, douloureux, et présente un contenu liquidien anormal, on réalisera une ponction de ce liquide et une infiltration de corticoïdes intra-articulaire qui ira, comme on le dit techniquement, *in situ*, c'est-à-dire où cela est nécessaire, lutter contre l'inflammation. On peut aussi réaliser une analgésie par voie intra-articulaire en injectant un antalgique au niveau de l'articulation, dans ce que l'on appelle la capsule articulaire.

Les injections au niveau de la moelle épinière et du rachis : le mode de traitement par injection peut se réaliser directement au sein même de la colonne vertébrale qui est un empilement de vertèbres et qui contient une cavité, le canal rachidien où se situe la moelle épinière et les méninges la protégeant. On peut injecter par voie rachidienne des opioïdes, médicaments se rapprochant de la morphine, au niveau de la moelle épinière où la présence de récepteurs opioïdes permet une action de ces produits qui vont calmer les douleurs. On peut utiliser cette voie en continu en utilisant des pompes (PCA : *Patient Controled Analgesia*, analgésie contrôlée par le patient) qui délivrent en continu les opioïdes, de plus le patient peut s'administrer des inter doses appelées bolus. On utilise aussi les espaces entre les différentes méninges, notamment l'espace péridural, espace avant la dure-mère, l'une des trois méninges, par exemple lors d'une péridurale en injectant au niveau des vertèbres lombaires L3 et L4. On peut réaliser aussi des anesthésies péridurales en injectant des anesthésiques locaux. Ce sont des techniques utilisées en anesthésie, par exemple pour la chirurgie des membres inférieurs. On peut aussi réaliser des rachianesthésies avec une injection anesthésique dans le sac dural.

La mésothérapie : cette technique utilise des micro-injections intradermiques. On les réalise sous la peau en nappage, ou sur des points précis. Le médecin suivant les besoins va opérer un mélange de produits injectables dont un anesthésique local qui va agir pour soulager certaines douleurs. Il faut noter et cela est important que cette méthode est très discutée, et même controversée dans le monde médical. Il n'existe pas de validation scientifique de cette méthode concernant son efficacité et sa sécurité.

L'acupuncture : autre technique qui utilise des ponctures. Médecine millénaire s'appuyant sur une cosmologie et une vision de l'homme au sens de l'univers particulier qui est le sien, elle intègre l'homme, microcosme, dans le macrocosme universel. Basée sur des théories proches de notre alchimie, comme les cinq éléments et le yin-yang, elle est une médecine à part entière avec ses éléments cliniques, ses diagnostics et ses traitements. L'acupuncture est une partie de la médecine chinoise qui a les mêmes bases. Les ponctures de certains points précis réhabilitent une harmonie « énergétique » propice à la guérison et à la stabilité de l'organisme dans son ensemble. Il existe aussi toute une médecine chinoise, toute une pharmacopée particulière qui peut être étrange pour nous où des médicaments phytothérapiques côtoient des médicaments d'origine animale ou minérale. L'acupuncture propose aux douloureux une prise en charge particulière et personnalisée. C'est une méthode qui donne de très bons résultats dans le traitement des douleurs. Elle a trouvé sa place dans nos pays occidentaux justement par son apport incontestable dans l'abord thérapeutique de la douleur. Certains maîtres européens de l'acupuncture s'y sont fortement intéressés à cause de son apport positif sur certaines douleurs. L'explication scientifique occidentale de son mécanisme d'action s'est fortement inspirée de son action antalgique.

Les techniques manuelles : l'acupuncture utilise des aiguilles que l'on positionne, suivant le besoin thérapeutique, à certains endroits. Il y a donc un effet mécanique, mais pas uniquement pour la science occidentale. D'autres techniques, comme la médecine manuelle faisant appel aux mains du thérapeute, utilisent des effets mécaniques. Les thérapeutes soignant par des techniques manuelles vont donc utiliser leurs mains. Les plus connues sont les techniques de manipulations vertébrales auxquelles le thérapeute médecin doit être formé, elles sont effectuées après un bilan radiologique. Les mains peuvent être utilisées aussi pour stimuler des zones réflexes ou pour réaliser des massages. Ces techniques d'approches manuelles sont très employées pour soulager certaines douleurs.

La kinésithérapie : à côté des traitements passifs, il y a des traitements actifs et la kinésithérapie en est un. C'est par le mouvement adapté et contrôlé que le patient va travailler pour venir à bout de sa douleur. C'est un travail de réadaptation qui est souvent proposé.

Le froid et le chaud : à côté de ces techniques manuelles de mouvement, on peut utiliser des composantes physiques comme le froid ou le chaud notamment dans la cryothérapie où l'on utilise des bombes pressurisées projetant un gaz réfrigérant mentholé. Il existe aussi des mécanismes, des appareils produisant du froid qui seront utilisés pour traiter certaines douleurs.

Autres moyens physiques : à côté du chaud et du froid, d'autres moyens physiques peuvent être mis en œuvre comme certaines vibrations ou ultra-sons. On fait appel à l'**électrothérapie** utilisant l'électricité sous différentes formes. La **radiothérapie** que l'on utilise en cancérologie, peut enfin être utile comme moyen physique de traitement de la douleur.

La neurostimulation électrique transcutanée (TENS) : c'est une méthode physique utilisant des courants électriques produits par des piles qui se trouvent au sein d'un petit appareil portatif. Ce courant électrique circule le long des fils et va ressortir au niveau d'électrodes supportant un gel dermique adhérant, facilitant la transmission électrique. La production de ce petit courant électrique au niveau de deux électrodes va stimuler la peau et les terminaisons nerveuses du tact de la peau. Ce courant électrique stimule donc le tact et le patient ressent de petites décharges, de petits picotements au niveau de la peau. Cette stimulation du tact par un moyen électrique va utiliser la possibilité qu'a le tact d'atténuer certaines douleurs. C'est ce que vous vous faites quand vous vous tapez sur le doigt et que vous vous frottez la main. En stimulant le tact, le toucher, vous réalisez un blocage, une fermeture du cheminement du message douloureux. Cette théorie de la fermeture, nous l'avons déjà vue est appelée le *Gate Control* ou théorie du portillon, en français. Les électrodes, comme on le voit trop souvent, ne doivent pas être appliquées sur les zones douloureuses mais en dehors. Posées dans les zones douloureuses, elles risqueraient d'aggraver les douleurs. C'est donc sur des zones non douloureuses et suivant certains principes que l'on doit les disposer. Les séances d'une demi-heure à trois quarts d'heure se reproduisent dans la journée suivant le rythme que désire le médecin. Cette technique peut être utilisée pour de multiples douleurs, mais la principale indication est celle des douleurs neurogènes qui rappelons-le sont des douleurs créées par des destructions dans l'intimité du système nerveux.

Notons, pour bien marquer les esprits, que la difficulté du problème est la limite de nos connaissances, que les théories actuelles notamment celles du *Gate Control* sont discutées par certains neurobiologistes, et que les « choses » en neurophysiologie et en neurobiologie ne sont pas simples. Les nombreuses découvertes posent parfois plus de problèmes qu'elles n'en résolvent.

La neurochirurgie : Une discipline chirurgicale très à la pointe en ce moment s'intéresse à la douleur et à sa prise en charge, c'est la neurochirurgie. À côté des chirurgies réglant les causes de douleurs importantes comme les cures de hernies discales, la neurochirurgie propose des techniques particulières à visée antalgique. C'est le cas des stimulations cordonales postérieures. En s'appuyant sur la théorie du *Gate Control*, le neurochirurgien va stimuler directement la moelle épinière grâce à des électrodes reliées à un boîtier générant un courant électrique implanté sous la peau. Cette technique coûteuse, très spécifique et spécialisée n'est indiquée et remboursée par la Sécurité Sociale actuellement que pour les douleurs neurogènes ayant résisté aux autres traitements. Un protocole où interviennent le neurochirurgien, l'algologue, et le psychiatre doit être réalisé pour valider les indications. Une surveillance stricte s'impose. Ces techniques apportent un plus très important à certains patients « lourds » et qui souffrent de douleurs intolérables et cela depuis de nombreuses années.

La stimulation magnétique transcrânienne répétitive (rTMS) : actuellement en plein essor au sein des structures de prise en charge de la douleur chronique. C'est une nouvelle méthode non invasive qui peut se réaliser en ambulatoire. Elle consiste à stimuler le cortex cérébral par des impulsions magnétiques qui sont envoyées à travers le crâne au moyen d'une « bobine » qui génère un champ magnétique. Différentes aires corticales vont être stimulées, plus facilement repérées à l'aide de la neuronavigation qui est un ciblage de la stimulation grâce à une IRM cérébrale. Elle peut être utilisée comme un test prédictif en vue d'une future stimulation corticale concernant une douleur neuropathique centrale réfractaire. Elle peut être proposée comme thérapeutique dans des tableaux de douleurs neuropathiques, de douleurs dysfonctionnelles (fibromyalgie, glossodynie), de migraines et céphalées chroniques.

À côté de ces prises en charge de la douleur, il existe bien évidemment la plus importante partie de l'arsenal thérapeutique de la prise en charge des douloureux : **La prise en charge médicamenteuse**.
Le médecin se réfère au diagnostic douleur réalisé et adapte le traitement à la douleur retrouvée, chaque sorte de douloureux peut alors bénéficier d'un traitement médicamenteux approprié.
L'OMS, (Organisation Mondiale de la Santé) a défini un protocole de prise en charge de la douleur en 1986, qui s'intéresse spécifiquement aux douleurs d'hyper-nociception dues au cancer, délaissant certaines douleurs comme les douleurs neurogènes.
Il comprend plusieurs parties. La première est structurée par **trois paliers d'antalgiques** qui hiérarchisent leur action antalgique et leur place en thérapeutique. Fondée sur la puissance des antalgiques sur la douleur par excès de nociception et plus particulièrement sur la douleur cancéreuse. La classification des antalgiques OMS avait pour but de mettre en parallèle une intensité douloureuse à une efficacité des antalgiques, il y avait une vocation pédagogique certaine à promouvoir l'utilisation des opioïdes forts dans les douleurs cancéreuses lorsque celles-ci le nécessitaient.
Le palier I, premier palier, il faut en principe commencer par celui-là. Il renferme les antalgiques simples comme le paracétamol, l'acide acétylsalicylique, les AINS (anti-inflammatoires non stéroïdien). Si ce palier est inefficace sur la perception antalgique d'hyper nociception, on passe au palier II. Le palier II renferme, lui, les classes thérapeutiques des opiacées dits faibles pouvant être

donnés seuls ou en association avec le paracétamol. Ces antalgiques opiacés faibles sont la codéine, le chlorhydrate de tramadol (le dextropropoxyphène est retiré du marché). Si le palier II est inefficace sur la perception algique d'hyper nociception, on passe au palier III, palier des morphiniques forts dont la référence est la morphine.

Ce que nous devons préciser c'est qu'en plus de la hiérarchisation de ces médicaments en fonction de leur effet ou de leur non-effet sur les douleurs d'hyper nociception et de leur sens d'utilisation qui peut être du palier I au palier II et au palier III suivant la réponse antalgique (bien évidemment on doit commencer par le palier II ou le palier III si nécessaire), il faut que les antalgiques soient administrés à horaires réguliers et en continu. Les antalgiques sont des médicaments qui, une fois dans l'organisme, vont être éliminés après avoir subi des modifications biochimiques. Leur durée d'action est donc limitée. Il faut donc bien connaître cette durée d'action optima pour redonner une dose d'antalgique équivalente dès que l'effet de la première prise cesse et ainsi de suite. Si l'on donne une dose même adaptée mais en discontinu comme on le fait souvent, à la demande, la douleur va réapparaître régulièrement et ne sera pas bien prise en charge. Il est impératif donc une fois la dose optimale obtenue, de respecter des horaires adaptés et réguliers pour que la dose prescrite reste efficace et soigne réellement la douleur.

À côté des trois paliers définis par l'OMS, il était évoqué par ce protocole les co-analgésiques. Ce sont des médicaments que l'on peut donner en plus des médicaments des paliers retenus. Ces co-analgésiques sont représentés par deux grandes classes thérapeutiques : les antidépresseurs et les anxiolytiques. Ils jouent sur la douleur elle-même et agissent, comme j'aime à le dire, sur sa « couleur », sa tonalité de couleur, la faisant passer

d'une couleur fluo et agressive à un pastel moins agressif. Il faut les considérer comme de véritables antalgiques. Employés avec les antalgiques ils améliorent leur action et les potentialisent, leur action synergique contre le phénomène douleur est importante.
Mais penser qu'à un palier correspond une intensité douloureuse était une source d'erreur. En 2010 l'*International Association for the Study of Pain* (IASP) a avancé de nouvelle taxonomie développée par David Lussier et Pierre Beaulieu en s'appuyant sur le mécanisme de la douleur et les cibles moléculaire des médicaments. Il y eut donc apparition de nouveaux concepts.
Cette nouvelle classification est adaptée à tout type de douleur, aiguë ou chronique, cancéreuse ou non cancéreuse. Elle est simple, facile à retenir et facile à utiliser. Les termes « adjuvants » et « co-analgésiques » sont obsolètes ; le terme « non opioïde » inapproprié. Il y a une catégorisation des substances selon leur classe thérapeutique non indiquée. Activité analgésique des molécules par différents mécanismes (le mécanisme d'action principal reconnu permet de classer l'analgésique). Il y a intégration de nouvelles molécules. Elle se base sur l'existence de différents récepteurs moléculaires neurologiques à la douleur et sur le mécanisme d'action de la douleur. On adapte le traitement en conséquence. Il y a des associations possibles. Il faut initier le traitement avec de petites doses : *Start slow and go slow* surtout pour les patients fragiles. Il faut débuter par des formes à libération immédiate puis passer aux formes à libération prolongée. On retrouve les antalgiques antihypernociceptifs : non opioïdes (paracétamol, AINS) et opioïdes faibles et forts, puis les mixtes : chlorhydrate de tramadol ; les anti-hyperalgésiques : utiles dans les douleurs neuropathiques centrales ou les autres situations avec hyperalgésie : antagonistes NMDA, gaba-

pentinoïdes, néfopam ; les modulateurs des contrôles inhibiteurs descendants : antidépresseurs tricycliques et IRSNA ; les modulateurs de la transmission et de la sensibilisation périphérique, et les traitements locaux comme lidocaïne et capsaïcine, carbamazépine.

En résumé d'après *La classification des antalgiques : doit-on encore parler des paliers OMS en 2020 ? - Jean Michel Gautier, Inf. Anesth. Cadre de santé coordonnateur, Interclud Occitanie :*
« Pour les douleurs d'hyper nociception : antalgiques non opioïdes : paracétamol, AINS ; antalgique opioïdes ; morphine, oxycodone, hydromorphone, fentanyl ; cannabinoïdes.
Pour les douleurs neuropathiques centrales ou autre situation avec hyperalgésie : antagoniste des récepteurs NMDA ; kétamine ; antépileptiques gabapentinoides ; gabapentine, prégabaline, lamotrigine ; néfopam
Pour les douleurs neuropathiques : antidépresseurs tricycliques ; amitriptyline, clomipramine ; inhibiteurs de la recapture de la sérotonine et de la noradrénaline ; venlafaxine, duloxétine ; inhibiteur séléctifs de la recapture de la sérotonine ; fluoxétine, paroxétine ; agoniste alpha 2 adrénergique ; clonidine.
Pour les douleurs neuropathiques périphériques : anesthésiques locaux ; lidocaine ; carbamazépine, oxcarbazépine, topiramate ; capsaicine
Pour les douleurs mixtes, nociceptives et neuropathiques ; tramadol.
Autre douleurs : calcitonine,biphosphonates »

Bien évidemment tous les autres modes de prise en charge de la douleur peuvent être utilisés en concomitance avec le traitement médicamenteux. Il faut préciser aussi que ces traitements peuvent engendrer quelques effets secondaires qu'il faut prendre en charge pour que le traitement soit respecté et bien pris. Par exemple beaucoup de ces médicaments risquent d'endormir le patient. On ne peut lutter contre cet effet secondaire que par une adaptation des posologies, en prévenant le patient, en l'encourageant à supporter cet état car au bout d'un certain temps qui diffère suivant les individus on ne ressent plus d'endormissement. La constipation est aussi un effet secondaire important qu'il faut corriger par une hygiène de vie mais aussi par des médications appropriées. Le médecin qui prescrit ces médicaments doit bien connaître leurs effets secondaires et indésirables mais aussi leurs contre-indications. Ces traitements nécessitent un suivi régulier et une adaptation permanente. Il est évident que lorsqu'on suit un patient sous morphine, il faut que le thérapeute ait une vigilance accrue et puisse adapter le traitement à tout moment.

À côté des douleurs d'hyper nociception nous avons vu qu'il existait des douleurs particulières dues à l'atteinte de l'intimité du système nerveux que l'on nomme douleurs neurogènes. L'analyse séméiologique de cette douleur neurogène chronique montre : une douleur spontanée, continue, superficielle ou profonde, qui est à type de brûlure ou de sensation de froid douloureux, d'étau ou de compression ; parfois paroxystique, avec élancements brefs, décharges électriques, coup de poignard On peut retrouver une douleur provoquée : par une stimulation non douloureuse comme l'effleurement de la peau, la pression, le chaud, le froid on parle d'allodynie. On peut avoir aussi une stimulation douloureuse qui entraîne une réponse anormalement élevée c'est l'hyperalgésie. Il existe des paresthésies et dysesthésies (fourmillements, picotements, démangeaisons). À l'examen de la sensibilité on met en évidence dans la région douloureuse une hypoesthésie au

toucher, à la piqûre, au chaud ou froid avec une systématisation neurologique périphérique ou centrale.
La prise en charge de ces douleurs est très particulière et spécifique. Elles doivent être connues du médecin et du soignant pour être recherchées, individualisées et traitées. Une fois mises en évidence, le traitement s'appuyait avant la récente classification de Lussier-Beaulieu, dans un premier temps sur **les antidépresseurs tricycliques et les antiépileptiques**. Les antidépresseurs tricycliques sont divisés en trois classes : les sédatifs, les intermédiaires, les psychotoniques. C'est dans les classes des sédatifs avec l'amitriptyline (*Laroxyl*) et des intermédiaires avec la clomipramine (*Anafranil*) que les deux molécules les plus utilisées en algologie se trouvent. Le *Laroxyl* a été très souvent indiqué dans les douleurs neurogènes pour traiter la composante douloureuse de fond, vécue comme une brûlure de fond. La dose utilisée est beaucoup moins forte que celle pour les états dépressifs. Leur utilisation doit être discutée et leurs contre-indications sont : le glaucome à angle fermé, l'adénome de la prostate, les antécédents d'arythmie cardiaque et bien évidemment une sensibilité ou une allergie à ces produits. Ils interfèrent avec certains autres médicaments et avec l'alcool. Pouvant entretenir des crises d'angoisse et même pour des posologies élevées des suicides ils doivent être utilisés avec des anxiolytiques. Cependant en algologie dans les protocoles, surtout pour les douleurs neurogènes, on n'emploie pas de posologie élevée et donc ces effets sont rares.
La composante fulminante, en « flash », dite type décharge électrique des douleurs neurogènes est traitée par des antiépileptiques car cette composante fulgurante peut faire évoquer les réactions épileptiformes avec agression du système nerveux. Par exemple la névralgie du tri jumeau au niveau de la face est traitée par un antiépileptique, la carbamazépine (*Tegretol*). La dose des

antiépileptiques va alors être faible, sans commune mesure avec celle utilisée dans l'épilepsie. Le clonazépam (*Rivotril*) était très souvent employé en gouttes mais sa prescription pour les douleurs neuropathiques n'est plus recommandée et ce afin d'éviter les usages détournés et les difficultés de sevrage. Il existe d'autres antiépileptiques utilisés pour ces douleurs la phénytoïne *(Di-hydan)*, la gabapentine (*Neurontin*), la prégabaline *(Lyrica)* ou l'oxacarbazépine (*Trileptal*).

On pourra aussi avoir recours à une autre classe thérapeutique, celle des antiparkinsoniens avec la lévodopa (*Modopar*), l'amantadine (*Mantadix*) qui ont montré leur action sur les douleurs neurogènes.

Certains médicaments topiques peuvent être utilisés en cas de douleurs neurogène périphériques : emplâtre médicamenteux à la lidocaïne à 5 %, patch de capsaïcine à 8 %, réservé à l'usage hospitalier dans les structures de prise en charge des douleurs chroniques. La capsaïcine agit par désensibilisation réversible des petites fibres C.

À côté de ces deux types de douleurs que nous avons cités, d'hyper nociception et neurogènes, il existe des douleurs particulières, certaines font intervenir une partie du système nerveux que l'on nomme système nerveux autonome végétatif car il règle la vie végétative de l'organisme c'est-à-dire inconsciente au sens biologique et non pas psychanalytique, comme la digestion, la respiration… Après certains traumatismes, sur les membres par exemple, il peut exister des pathologies très douloureuses que l'on nomme algodystrophies (des nomenclatures récentes et modernes existent au sujet de ces pathologies). Tout le système nerveux autonome est alors impliqué. Actuellement l'IASP parle de syndrome douloureux complexe de type I. La calcitonine (hormone sécrétée chez l'homme par la thyroïde) aurait un rôle algomodulateur car proche d'une neurohormone du

cerveau humain, elle n'est guère employée actuellement. On peut traiter aussi les algodystrophies rebelles par la griséofulvine.
Certaines pathologies osseuses comme les métastases osseuses, dans certains cancers, peuvent bénéficier de traitements antalgiques spécifiques notamment avec les bisphosphates.

Une autre pathologie spécifique et très douloureuse est la migraine. Il existe des traitements de fond pour les migraines chroniques. Pour les crises, les médicaments du palier I et II de l'OMS peuvent être utilisés. Il y a des médicaments spécifiques des crises comme le sumatriptan (*Imigrane*) ou l'élétriptan (*Relpax*). Ces traitements de la crise doivent être administrés au tout début de celle-ci.
Il existe aussi une pathologie très spécifique de l'homme adulte jeune, qui est l'algie vasculaire de la face dont le traitement spécifique est le vérapamil (*Isoptine*).
À côté des médicaments de pathologies douloureuses spécifiques, d'autres médicaments et molécules sont utilisés en algologie. Parmi eux, la classe des antidépresseurs dans sa totalité. Dans leurs indications, pour beaucoup d'entre eux sont mentionnées les algies rebelles. Ils ont une vraie action antalgique et certains auteurs évoquent même un mode d'action opiacé c'est-à-dire utilisant les mêmes modes d'action que la morphine. Bien évidemment il n'existe pas un antidépresseur mais il existe de nombreuses classes d'antidépresseurs. Ils ont donc une action antalgique vraie et eux seuls, dans bien des cas, peuvent apporter une solution. La douleur détruit et déprime profondément le douloureux. C'est donc une aide précieuse qu'on lui apporte avec cette classe thérapeutique.
Une autre aide thérapeutique utilisée est celle des tranquillisants et des benzodiazépines bien connus et qui

occupent une place importante. Les benzodiazépines sont anxiolytiques et luttent contre l'angoisse, l'anxiété. Ils peuvent avoir plusieurs effets : hypnotiques, ils endorment, facilitent le sommeil ; myorelaxants, ils ont une action de détente des muscles ; antiépileptiques. Les molécules auront un des effets cités plus ou moins dominant par rapport aux autres. Ils sont utilisés avec les antidépresseurs ou seuls et jouent un rôle important pour combattre l'anxiété générée pour tout phénomène douloureux.
Les hypnotiques induisent le sommeil, ils seront proposés dans certaines prises en charge de la douleur car la douleur induit souvent une difficulté dans l'endormissement alors qu'un sommeil de bonne qualité est indispensable.
Une autre catégorie de médicaments intéressant le système nerveux peut être prescrite : ce sont les neuroleptiques. Ce sont les médicaments des maladies psychiatriques graves, ce sont des antipsychotiques. Ils possèdent parfois des effets sédatifs et anxiolytiques, ils peuvent être employés en algologie. Certains ont un vrai pouvoir antalgique. Ils peuvent être une aide précieuse pour des algies chroniques et rebelles.
Une autre classe médicamenteuse utilisée en psychiatrie dans les psychoses maniaco-dépressives et en algologie est celle des sels de lithium. En algologie on va pouvoir les proposer dans certains cas pour traiter des algies vasculaires rebelles aux autres médicaments.
Les myorelaxants vont être des médicaments très employés pour lutter contre les contractions musculaires douloureuses qui peuvent être la principale cause de douleur ou des réactions à une douleur. Certaines études ont montré qu'ils avaient une action antalgique propre.
En ce qui concerne les douleurs musculaires, lors de la contraction très importante, on peut utiliser un produit très spécifique, employé que par certains praticiens

expérimentés et reconnus : la toxine botulique que l'on injecte dans les muscles concernés.
On va pouvoir aussi utiliser des anesthésiques locaux qui vont bloquer l'influx nerveux correspondant à la douleur et cela d'une manière réversible. Ils coupent le message douloureux. Il existe des anesthésiques à application locale sous forme de gels, de nébuliseurs. Lors d'infiltrations, les anesthésiques locaux peuvent être combinés à des anti-inflammatoires non stéroïdiens.
Anti-inflammatoires non stéroïdiens car il existe également des anti-inflammatoires stéroïdiens utilisant l'action de la cortisone qui a une vraie action antalgique et anti-inflammatoire, ce sont les corticoïdes. La cortisone est un très bon anti-inflammatoire mais elle possède des effets secondaires importants. On utilise ces médicaments en infiltrations par exemple dans certaines articulations présentant une pathologie inflammatoire. Ils sont aussi utilisés *per os* c'est-à-dire par voie buccale. Il faut toujours rester vigilant au ratio bénéfice/effets secondaires. On ne doit pas pratiquer plus de quatre infiltrations avec un tel produit.
Les anti-inflammatoires non stéroïdiens sont les plus employés mais ils engendrent une grande partie des effets secondaires des médicaments recueillis par les systèmes de pharmacovigilance. Ce sont de très bons antalgiques mais souvent nocifs pour le tube digestif. On peut les utiliser *per os* c'est-à-dire par la bouche, par injection, en intramusculaire, en intraveineux, par voie rectale ou dermique. On les prescrit actuellement souvent avec des produits gastroprotecteurs c'est-à-dire qui protègent l'estomac contre leurs effets secondaires.
Rappelons que l'inflammation est une composante pathologique qui combine rougeur, chaleur et douleur. Si on supprime une des composantes, les deux autres s'amoindrissent et l'inflammation disparaît. C'est ce que

l'on réalise en plaquant sur une zone enflammée une compresse alcoolisée, c'est-à-dire imprégnée de 50% d'eau et de 50% d'alcool à 70°. L'alcool s'évapore très vite et emporte les calories, la chaleur diminue donc, diminuant ainsi l'inflammation.

Avant de clore ce chapitre dédié aux médicaments que l'on pourrait dénommer allopathiques revenons à l'antalgique de référence. La morphine est surtout un médicament antalgique luttant contre les douleurs d'hyper nociception. On la dit peu efficace pour les douleurs neurogènes mais certains ne partagent pas cet avis. C'est la molécule des douleurs cancéreuses. Un extrait des graines de *Papaver somniferum*, le pavot, sert d'antalgique depuis des millénaires. C'est Serturner qui au XIXe siècle extrait et purifie ce qu'il dénomme la morphine en souvenir du dieu des songes, Morphée. La morphine est actuellement dans la prise en charge de la douleur une référence, une sorte d'étalon. L'évolution de la prise en charge de la douleur et notamment de la douleur cancéreuse a fait diminuer la crainte de son utilisation. Auparavant des règles strictes de prescription et de délivrance existaient. Actuellement, la procédure est simplifiée. L'algologie et le mode d'utilisation de la morphine (strict mais simple) ont fait que ce produit est beaucoup plus simplement utilisé et que les médecins n'en ont plus peur. Il faut rester tout de même extrêmement vigilant. Nous pouvons retenir qu'actuellement et cela se voit très bien aux Etats-Unis mais aussi en Europe un nombre considérable de personnes véritablement malades par la prise de morphinique et qu'il y a même des décès. L'augmentation des prescriptions de morphiniques a créé de véritables drames. Il faut être extrêmement prudent. La morphine possède aussi des effets secondaires comme la constipation, des rétentions urinaires qu'il faut connaître et surveiller. Elle garde son potentiel toxicomanogène en dehors d'une douleur car elle est euphorisante. Mais lorsqu'elle est utilisée dans le traitement d'une douleur d'hyper nociception elle n'est pas toxicomanogène pour la simple et bonne raison que la douleur « mange », si l'on peut dire, la morphine circulante qui « disparaît » donc de l'organisme. Le mécanisme d'action antalgique de la morphine repose sur des récepteurs situés dans le système nerveux et qui, s'ils sont comblés par la morphine, produisent une antalgie. Si la dose de morphine laisse libre des récepteurs l'effet antalgique est minime. Si la dose de morphine correspond aux récepteurs, il existe un effet antalgique optimal. Si la dose est trop forte, le reste de morphine non utilisé continue à circuler dans l'organisme et là, des effets secondaires peuvent se produire et peuvent être péjoratifs. Avec une dose adaptée et surveillée, la morphine ne présente pas de danger, elle est un antalgique très important y compris pour les enfants douloureux pour lesquels il existe encore une crainte d'induire une toxicomanie qui n'est pas justifiée. Un enfant qui a une forte douleur d'hyper nociception pouvant être calmée par la morphine doit l'être. La surveillance d'un traitement morphinique doit être très rigoureuse et le médecin qui l'effectue doit être formé.

Une fois la dose optimale obtenue, le traitement peut être poursuivi le temps nécessaire avec toujours une surveillance stricte. Après avoir institué un traitement, l'avoir adapté, stabilisé, surveillé, il faut évoquer avec le patient la possibilité de l'arrêter ou simplement de le diminuer. On peut réaliser suivant les conditions une fenêtre thérapeutique. On arrête le traitement quitte à le reprendre si besoin. Avec la morphine il faut bien évidemment être prudent. On peut donc diminuer le traitement morphinique par palier puis évaluer si le patient le supporte, conserve son amélioration vis à vis de sa

douleur. Des traitements morphiniques peuvent très bien être arrêtés même relativement rapidement.
Les produits morphiniques, c'est-à-dire qui ont un mode d'action comparable à la morphine, agissent sur le système nerveux par l'intermédiaire de récepteurs. En rapport avec ce mode d'action, on peut définir trois types de morphiniques classés par rapport à leur action sur les récepteurs. Les agonistes sont ceux qui agissent comme la morphine, qui ont un mode d'action au niveau des récepteurs comparable à la morphine comme le fentanyl (*Durogesic*). Les agonistes partiels, comme leur nom l'indique, n'agissent que partiellement, parmi eux la buprénorphine (*Temgesic*), première forme orale morphinique. Les agonistes-antagonistes possèdent aussi comme les antagonistes une action anti-morphinique.
Enfin il existe un antidote à la morphine, lorsqu'il risque d'y avoir une intoxication, c'est la naloxone.
Le néfopam, antalgique à action centrale, a une AMM dans le traitement symptomatique des affections douloureuses aiguës, notamment postopératoires, c'est l'*Acupan.*
En algologie, pour les douleurs graves d'hyper nociception, les douleurs cancéreuses, nous utilisons plus fréquemment la morphine sous sa forme injectable avec le chlorhydrate de morphine qui peut être administré en continu par exemple en intraveineux avec des seringues électriques ou en discontinu à horaires précis en intraveineux ou en sous-cutané. On utilise aussi de la morphine sous sa forme orale avec le sulfate de morphine avec une forme d'action immédiate ou une forme en libération prolongée qui est prise toutes les douze heures ou pour certaines formes toutes les vingt-quatre heures. Il existe aussi des dispositifs transdermiques avec le fentanyl (*Durogesic*) appelé aussi patch. Ce dispositif autocollant posé sur la peau glabre rejette le morphinique sur la peau

elle-même qu'il traverse pour parvenir au capillaire sanguin. Son indication concerne les cancéreux ayant une douleur stabilisée. On change les patchs tous les trois jours. Les concentrations de produit sont proportionnelles à la taille du dispositif transdermique. Il existe d'autres morphiniques intéressants en thérapeutique comme le chlorhydrate d'hydromorphone (*Sophidone LP*) utilisée quand les patients ne tolèrent plus ou résistent à la morphine. Une autre molécule, le chlorhydrate d'oxycodone (*Oxycontin LP*) est une alternative à la morphine. Elle se donne par voie orale.

Il est décrit des accès douloureux paroxystiques (ADP), des ADP transitoires et spontanés peuvent survenir alors qu'un traitement de fond par opioïdes à posologie stable est réalisé, pendant au moins une semaine. Ces ADP surviennent sans lien avec la dose ni avec le rythme d'administration de cette dernière, et doivent donc être distingués des accès douloureux survenant en fin de dose. Le paroxysme est atteint rapidement, en moins de 3 minutes et la douleur dure généralement plus de 30 minutes.

L'analgésie auto-contrôlée par le patient (ACP) est un protocole d'administration d'opioïdes forts qui permet la délivrance d'un débit continu programmé, en particulier grâce à une pompe de perfusion ; l'auto administration de doses supplémentaires, dans le respect de la dose quotidienne maximale peut avoir lieu. L'ACP est utile lorsque les morphiniques vont être nécessaires dans le cas de douleurs chroniques cancéreuses ou en postopératoire.

Nous pouvons évoquer un moyen d'administration original pour soulager certaines douleurs. Ce moyen c'est l'inhalation d'un gaz, grâce à un masque d'inhalation (nasal ou facial) ou à un embout buccal : le protoxyde d'azote. Il a des propriétés analgésiques et euphorisantes, connu aussi sous le nom de gaz hilarant. Ces propriétés sont connues de depuis longtemps, les premiers usages médicaux de ce gaz remontent au XIXe siècle. On l'appelle aussi Meopa. Meopa, pour mélange équimolaire d'oxygène et de protoxyde d'azote, mélange de 50 % d'oxygène et de 50 % de protoxyde d'azote. C'est un gaz incolore et non odorant, conditionné en bouteilles de 2 à 20 litres. On le trouve distribué sous différents noms commerciaux : *Actynox*, *Antasol*, *Entonox, Kalinox* et *Oxynox.* Le Meopa est un gaz médical qui possède des propriétés anxiolytique et analgésique. Il est utilisé en milieu hospitalier. Le protoxyde d'azote, est aussi un agent chimique dangereux et il faut être prudent. Les indications thérapeutiques du Meopa sont : l'analgésie de courte durée pratiquée pour des actes douloureux en thérapeutique comme certaines ponctions, pansements, réductions de fracture ; pour la sédation en soins dentaires ; l'analgésie dans certains cas en obstétrique.

Il existe d'autres molécules en cours de développement, susceptibles d'être utiles dans la prise en charge de douleur, on peut citer les cannabinoïdes (dérivés du cannabis), les dérivés de la nicotine et les nouveaux inhibiteurs des canaux calciques comme le ziconotide (*Prialt*). Le ziconotide est un analogue synthétique d'un omega-conopeptide retrouvé dans le venin d'un escargot marin, le *Conus magus*. Il est indiqué pour le traitement des douleurs intenses, chroniques chez les adultes nécessitant une analgésie intrarachidienne. De nouvelles molécules antagonistes des récepteurs NMDA (N-méthyl-D-aspartate) devraient voir le jour dans les prochaines années. La kétamine, disponible actuellement est souvent mal tolérée.

La prise en charge médicamenteuse de la douleur ne repose pas uniquement sur l'allopathie même si cette dernière est fondamentale et primordiale. Le médecin

algologue ne doit pas faire l'économie s'il y a une réticence, une crainte ou même une contre-indication à l'allopathie à proposer une prise en charge médicamenteuse autre.
L'homéopathie et la phytothérapie sont là de bons alliés. En homéopathie, par exemple, Arnica montana 9CH a permis de réduire des douleurs et des effets de contracture en post chirurgical. En phytothérapie, la racine d'harpagophytum donnée en gélules est un bon anti-inflammatoire et un bon traitement quand des contre-indications existent pour les corticoïdes ou les anti-inflammatoires non stéroïdiens.

À côté de la prise en charge médicamenteuse on peut proposer d'autres prises en charge où il n'y a pas d'intervention directe ou de contact avec le douloureux. **L'hypnose** en est l'exemple parfait. Uniquement en parlant au sujet, en le plaçant dans un état particulier, on arrive à régler de nombreux problèmes que posent certaines douleurs. Au lieu d'employer le terme d'hypnose on devrait parler d'état modifié de conscience non pas ceux que l'on rencontre dans les comas mais ce que l'on peut produire en utilisant des techniques d'induction hypnotique. Par ces techniques, le thérapeute plonge le douloureux avec son accord, car il n'y a aucun pouvoir du thérapeute dans l'hypnose, dans un état particulier, comme s'il dormait tout en restant éveillé. Cet état somato psychique a des possibilités thérapeutiques et l'une d'entre elles est de pouvoir calmer certains ressentis douloureux.
L'hypnose était tombée en disgrâce dans les années d'après-guerre, certains médecins l'ont en fait redécouverte en proposant **des techniques de relaxation** comme le training autogène. Plus tard la **sophrologie** en alliant technique de modification de conscience, phénoménologie, expériences de certaines traditions

orientales, a permis de formaliser une discipline avec un vocabulaire, une structuration qui a entraîné une avancée importante de ces méthodes thérapeutiques. Aujourd'hui, l'hypnose est à nouveau utilisée, avec succès.
Certaines **techniques de thérapies comportementales et cognitives (TCC)** utilisent des techniques de relaxation mais l'engouement des années 80-90 est un peu retombé car dans notre société vivant une certaine crise notamment du nombre de soignants, l'esprit d'ouverture aux nouvelles disciplines à tendance à diminuer fortement pour revenir à une médecine plus académique où les protocoles de bonnes pratiques prennent une place de plus en plus importante. Ces techniques sont très utilisées par les psychiatres, les psychologues ; les algologues les utilisent avec de véritables réussites.
Les psychothérapies en sont un autre exemple. Nous observons actuellement une baisse nette de l'influence de la psychanalyse et une montée en charge des thérapies plus brèves, plus pragmatiques comme les thérapies comportementales et cognitives. Les psychothérapies quelles que soient leur théorisation, leur mode de fonctionnement, doivent faire partie des techniques de prise en charge de la douleur et cela à deux niveaux :
- Le premier niveau est en relation avec une cause psychologique possible de la douleur ou un manque d'adaptabilité. Y a-t-il un phénomène psychologique qui peut générer la douleur ou l'entretenir ou qui ne permet pas au douloureux de s'adapter positivement à elle ? Y a-t-il un phénomène psychologique qui ne permette pas à l'individu de sortir de sa douleur ? car, par exemple, elle lui apporte des bénéfices secondaires, ce que l'on rencontre parfois dans des relations de couple où la douleur de l'un des membres permet de créer une « voûte relationnelle »

- Le deuxième niveau est la prise en charge de l'impact du ressenti de la douleur sur le psychologique.
En algologie les prises en charge psychothérapeutiques sont très importantes et très souvent utilisées, elles donnent d'excellents résultats sur la prise de conscience de certains conflits, souffrances intra psychiques et entraînent une adaptation positive. Elles peuvent être réalisées par des psychologues, des psychiatres et des algologues.
Signalons aussi que **la psychiatrie**, spécialité médicale qui diagnostique et traite les maladies mentales, a une grande place en algologie, certaines douleurs appartiennent à la symptomatologie des maladies mentales.
Arrêtons-nous sur une thérapie largement utilisée en psychologie et en psychiatrie et à mon sens sous utilisée en algologie : **la musicothérapie**. C'est une thérapie par l'intermédiaire de la musique, comme son nom l'indique, employant différents moyens et techniques adéquates suivant un projet thérapeutique conçu avec le malade. L'emploi de la musique ou de certains sons en algologie devrait être plus développé. En effet certains sons, certaines musiques plongent l'individu dans un mieux-être, une sorte d'harmonie.
Harmonie, le mot est fondamental. Alors que le douloureux vit un trouble comparable à un désordre de soi-même, à un désordre de son ressenti et qu'il n'a pas les moyens de le combattre seul, la musique lui donne un support d'harmonie sur lequel il peut s'appuyer pour essayer de pallier ce désordre de ressenti interne. La musique utilisée en musicothérapie algologique, celle que l'on préconise, doit être harmonieuse c'est-à-dire que les sons élémentaires ou plus complexes doivent être en rapport harmonieux qui co-existent dans le « beau » universel. S'appuyant sur cette harmonie et la laissant pénétrer dans son organisme par le sens de l'ouïe, le douloureux dans son intimité de ressenti peut moduler son

désagréable, l'effacer en se servant du parfait de l'harmonie musicale. De plus, il peut le faire en dehors d'un contexte de soins et cela lui donne de la liberté.
On peut ajouter à l'écoute simple de musique des états de relaxation avec un thérapeute, on combine alors plusieurs modes d'aide auprès du douloureux. La musique qui pénètre dans son état de modification de conscience positive, la présence bienveillante du thérapeute qui rassure et encourage le douloureux. Ces moyens thérapeutiques sont très performants. Ils peuvent être utilisés pour la prise en charge des douleurs chroniques, mais aussi pour certaines interventions par exemple en soins dentaires.
Les algologues et les centres d'évaluation et de traitement de la douleur devraient plus fréquemment faire appel à de tels traitements. Nous voyons donc avec ces derniers exemples de prise en charge que le lien relationnel autour de la perception douleur est fondamental et très important. C'est la clé de voûte de la prise en charge. Tout le positif du traitement va dépendre de la relation douloureux-algologue ou douloureux-médecin ou plus largement douloureux-soignant. Cette relation de confiance et d'engagement mutuel pour lutter contre la douleur est primordiale. Ce relationnel thérapeutique va créer une synergie dont le point d'aboutissement sera l'éradication de la douleur du douloureux.
Un des grands moyens que possède le soignant pour créer ce lien privilégié est **l'écoute**. Il est très difficile d'écouter car nous avons tous le besoin de nous investir d'une manière ou d'une autre dans une relation sans rester neutre. Dans l'écoute, le soignant doit s'efforcer d'avoir comme principale préoccupation d'entendre l'autre et de créer la relation autour de la plainte de l'autre. Cette écoute doit respecter le soignant, l'écoutant. Il y a des limites que l'on ne doit pas bousculer mais l'écoute d'un

douloureux doit être faite pour le douloureux. Cette écoute créé un espace où le douloureux peut « se raconter ». Bien évidemment il parle à l'autre mais il se parle surtout à lui, ce qui lui permet de se dire, de s'entendre et de ses deux énergies, sa parole et son écoute, une stratégie d'auto-connaissance, d'auto-construction, de prise en compte de son ressenti peut se construire. L'écoutant ne doit pas rester trop neutre ni muet, il doit écouter et être attentif au dire de son plaignant dans une neutralité bienveillante mais doit exprimer certaines réserves s'il y a lieu, certaines remarques, certains points qui lui semblent importants pour la progression de la réflexion du douloureux. C'est un travail à deux qui est fondamental et même indispensable en algologie.
L'importance de l'écoute et sa prise en compte a permis de définir un nouveau mode de prise en charge dont la douleur et les soins palliatifs sont les exemples les plus frappants, c'est **l'accompagnement**. Le thérapeute, le soignant accompagne c'est-à-dire suit en aidant, sans vouloir prendre le pouvoir. Dans certaines douleurs chroniques et rebelles, tout en continuant de faire des propositions thérapeutiques et de prescrire un traitement qui se veut le plus efficace possible, le soignant accompagne le douloureux à son rythme, à son rythme d'écoulement de vie et de ressenti de douleurs. Comme quand on accompagne quelqu'un pour acheter du pain, on ne choisit ni le pain ni la boulangerie, ni le chemin pour y parvenir ni on le paie. On suit la personne qui va acheter du pain, son pain. Bien évidemment, s'il demande un conseil on lui donne, s'il craint un danger par exemple en traversant la rue, on intervient, si on lui rend mal la monnaie, on lui dit, ainsi que si le pain à un défaut et qu'il ne l'a pas vu mais il reste maître du jeu.
Cela permet une évolution, une maturation, un épanouissement qui peut aboutir à un ressenti différent de

sa douleur, une amélioration de sa prise en charge, en un mot : un progrès. L'accompagnement en algologie est fondamental et précieux, il permet à beaucoup de douloureux d'évoluer favorablement et positivement dans le ressenti de leur douleur.
Ce relationnel particulier et primordial de l'écoute et de l'accompagnement doit permettre au soignant d'engager une voie thérapeutique essentielle en algologie, **la pédagogie**. La douleur que ressent le douloureux l'inquiète, le plus souvent il ne la comprend pas et l'interprète péjorativement ; pour beaucoup le ressenti de la douleur symbolise une gravité de leur état. Tout doit être fait pour rassurer, éduquer, expliquer. Une fois le diagnostic de douleur fait, il faut l'expliquer. Une démarche pédagogique doit s'instaurer avec certains outils notamment des schémas, des simplifications d'explications physiologiques, des exemples déjà vécus, des explications de traitement et de prises en charge…
Le ressenti douloureux nécessite des explications : n'oublions pas qu'une grande partie des malades qui consultent un médecin quelle que soit sa spécialité le font parce qu'ils ressentent une douleur. Ils viennent chercher une explication et une conduite à tenir vis-à-vis de leur douleur. Ce besoin est d'autant plus important que les malades vivent une douleur rebelle ou une douleur chronique que personne n'arrive à calmer. Bien souvent ils se vivent comme un cas unique donc isolé, leur vécu de souffrances n'est pas connu, ils ne se sentent pas reconnus. Il faut expliquer, revenir sur les explications, faire verbaliser les patients pour évaluer leur compréhension et leur intégration, répondre à toutes leurs questions, leurs interrogations, demander d'être soi-même évaluer dans ce que l'on explique. Il ne faut pas avoir peur de faire donner une note par le patient au sujet de notre façon de voir les choses, c'est une excellente évaluation de sa

compréhension et du lien thérapeutique. Une note n'exprime pas la compétence du médecin mais le lien de compréhension entre médecin et malade qui doivent devenir un couple dont l'énergie des deux membres doit être synergique pour lutter contre la douleur. La pédagogie de la perception de la douleur est donc fondamentale.

Cette pédagogie peut être le point de départ d'un mode thérapeutique qui n'est pas très employé en algologie mais qui, si on le pratiquait plus souvent donnerait d'excellents résultats. Ce mode thérapeutique est utilisé en psychologie, en psychiatrie ou dans des disciplines particulières comme la tabacologie, l'alcoologie ou la prise en charge de toxicomanies. Il est utilisé aussi en obstétrique pour la préparation à l'accouchement. Cette technique thérapeutique c'est **le groupe de parole**. En partant de la pédagogie pour expliquer les différents phénomènes douloureux aux groupes de patients douloureux, en précisant certains points concernant telle ou telle douleur présente, en faisant appel à des témoins, anciens douloureux, comme sujets repères et en créant des échanges entre les participants sur leur expérience, leur vécu, leur déboire, leur attente, leur surprise, leur amélioration, leur déception, leur espoir et leur réussite… Ces groupes peuvent être dirigés par un binôme algologue-psychologue ou seulement par un algologue si le médecin a une expérience de la dynamique de groupe. Ces groupes de paroles et d'échanges seraient un apport très important à la prise en charge des douloureux. Il se crée comme dans tout groupe une dynamique dans laquelle chaque participant douloureux exprime son expérience personnelle, profite de l'expérience de l'ensemble des participants, peut corriger des données qu'il croyait vraies mais qui en fait ne l'étaient pas. Chaque participant prend conscience qu'il n'est pas un cas unique, isolé, donc désespéré. Il y a échange, prise de conscience de douleur plus grave mais aussi moins grave, prise de conscience de possibilités d'évolution positive et de rémission. Les participants étant mélangés c'est-à-dire avec des douleurs différentes, à des stades différents, une prise de conscience d'une évolution peut se faire. On peut aussi créer des groupes réunissant un seul type de douleur, par exemple un groupe de lombalgiques, mais il faut conserver les différences d'évolution pour que les « mieux portants » apportent leur expérience aux « encore douloureux », cela leur donnant de l'assurance et confortant leur amélioration en s'auto-évaluant, en s'auto-analysant, en se racontant aux « moins bien portants » qui eux profitent de l'évolution des « mieux portants » qui les tirent vers leur mieux-être.

Ces groupes devraient être plus fréquemment mis en place en modulant les résultats espérés, les participants, les modes de participation et de déroulement qui pourraient être conçus suivant le groupe, ses besoins, ses niveaux de compréhension. Ce moyen thérapeutique est excellent pour les patients mais aussi pour les soignants et les animateurs car ils représentent un mode d'évaluation des différentes données de la relation médecin-malade, soignant-malade. Ces dispositifs de prise en charge peuvent déboucher sur **l'éducation thérapeutique du patient douloureux (ETP),** qui peut permettre au patient douloureux chronique de mieux gérer sa douleur afin d'en diminuer le retentissement sur sa qualité de vie. Cela permet de comprendre le mécanisme de la douleur chronique et les facteurs aggravants. Le Bilan Éducatif Partagé (BEP) est réalisé lors d'un entretien individuel. Le patient, qui est accompagné du Référent Éducatif peut identifier ses ressources comme aussi ses difficultés, et par la suite il peut définir ce qu'il doit apprendre ou réapprendre, ce qui va assurer sa sécurité et pouvoir répondre à ses besoins spécifiques et cela en tenant compte de son projet de vie. Tout cela est précédé d'un auto-questionnaire d'évaluation initial qui porte sur le savoir, le savoir-faire et le savoir-être du patient. Une synthèse est réalisée sur la base des éléments recueillis lors de la visite de fin de programme avec le médecin.

L'algologue peut aussi se servir d'une autre méthode pour la prise en charge de son patient douloureux : c'est **l'entretien motivationnel.** Il est un style de communication et d'échanges collaboratifs, orienté vers un but en accordant un intérêt particulier au langage du changement. L'entretien motivationnel a comme objectif de renforcer la motivation ainsi que l'engagement du douloureux pour atteindre un résultat spécifique : l'amélioration de sa douleur tout en explorant les raisons propres du douloureux dans un climat d'acceptation et de compassion. Cela a été développé à la base pour les addictions mais marche très bien pour la prise en charge de la douleur.

Un autre moyen d'être présent au douloureux et d'aider son vécu pénible est de lui proposer d'être en **contact avec un animal**. Le règne animal et les produits qu'il peut fournir à l'homme ont toujours fait partie de la thérapeutique. Les sangsues en sont un exemple frappant, les premiers sérums extraits du sang de cheval un autre. Les pharmacopées de la médecine chinoise ont fait intervenir un nombre important de produits animaux. Pour l'algologue, ce n'est pas les produits du règne animal qui peuvent être intéressants mais le contact avec l'animal. Ce contact est déjà utilisé dans le monde médical. Pour certains enfants handicapés, physiquement ou mentalement comme les autistes, le contact avec les chevaux est utilisé et donne de très bons résultats. De jeunes autistes mis en selle dans des conditions leur convenant en retirent du bénéfice. Il existe toute une démarche thérapeutique en relation avec le cheval pour

certains enfants en difficulté. On l'a vu aussi dans le monde carcéral. Aux Etats-Unis, certains détenus ont fait l'expérience d'approcher et de s'occuper de chevaux et cela a donné d'excellents résultats dans leurs difficultés avec la société cristallisées sur un mode anormal d'intégration. Des toxicomanes ont bénéficié aussi avec succès de contact avec des animaux, comme les chevaux, changeant leur valeur de vie et de conception de l'existence, entraînant un effet positif sur leur addiction. Certains douloureux pourraient également bénéficier d'une présence animale. Les deux animaux auxquels on pense le plus souvent sont le chat et le chien mais certains rongeurs et même des primates pourraient être envisagés, de même des animaux qui ne peuvent proposer le contact mais qui vivent dans un milieu apaisant comme les poissons en aquarium. Les douloureux chroniques, présentant certaines douleurs et certains états d'être pourraient profiter avec succès de la présence d'un chat ou d'un chien qui les aiderait à lutter contre l'inquiétude, l'ennui que provoque la douleur. Le fait de ne plus être seul, de pouvoir profiter du calme et de l'attachement de l'animal peut jouer sur certaines composantes du phénomène douleur. La responsabilité d'avoir un animal, son contact physique et affectif peuvent apporter beaucoup à certains patients. Bien évidemment il ne faut pas qu'il y ait une contre-indication comme l'allergie ou un problème de propreté. Le contact avec l'animal peut, dans certains cas, être primordial.
L'exemple des chiens d'aveugle doit nous encourager à promouvoir une place privilégiée à certains animaux familiers dans l'accompagnement et l'aide à des pathologies pouvant le nécessiter.

Je voudrais aborder à présent un mode thérapeutique que je pense être très important, que j'ai baptisé pour plus de compréhension la **somato-cognition** qui mêle la pédagogie, le relationnel et un mode d'appréhension particulier qui est la cognition. La pédagogie et le relationnel ne posent pas de problème de compréhension, par contre la cognition peut en poser. Il faut donc l'expliquer. La cognition c'est le fait de connaître mais cette connaissance se déroule dans l'intimité du sujet, ce n'est pas une connaissance intellectuelle ou de raisonnement. C'est un ressenti profond où ce que l'on doit connaître donne son signifiant au cœur de l'appréhension du sujet. On ne peut pas expliquer le beau, on le ressent. On ne peut pas expliquer pourquoi on aime la mer, on le ressent. On ne sait pas pourquoi on s'attache à une personne, on le ressent. Le ressenti explose dans le sujet et il vit une connaissance. Dans le monde des sensations et des perceptions, le médecin connaît ou devrait connaître les fonctionnements de ces sensations et de ces perceptions. Cette connaissance repose sur la science et ses multiples expériences et théorisations. Mais le sujet ressentant, lui, ne connaît pas. Il ne fait pas que ressentir et suivant ce ressenti, il connaît ou pas. Nous pouvons apprécier la beauté, la présence, la puissance d'un arbre sans être botaniste, l'arbre par nos sens influence notre connaissance et nous ressentons sa force. Il y a une cognition de sa force. Pour la douleur, c'est identique. Le douloureux ressent une perception anormale, qui le renseigne sur un danger. Il a la cognition de la douleur et du danger potentiel, ce qui lui procure un désagréable, un pénible et une inquiétude. La pédagogie basée sur les concepts scientifiques et le relationnel ne sont pas toujours suffisants pour que le douloureux connaisse sa douleur et qu'une démarche thérapeutique puisse se mettre en place. Il faut donc essayer de reproduire sa douleur, bien évidemment a minima pour qu'il la reconnaisse. L'échange entre l'algologue et le douloureux se fait

directement sur la douleur. L'algologue devant, lui, connaître au sens de l'expérience cognitive la douleur de son patient, c'est-à-dire qu'il doit avoir mal comme lui (bien évidemment a minima et brièvement) l'algologue doit faire aussi l'expérience de la douleur. Il y a donc échange sur le mode principal de la demande, la douleur. L'algologue pourra donc bien expliquer les choses et pourra même aller au-devant de certains questionnements que le douloureux n'avait pas encore envisagés et qu'il découvrira avec le médecin tout en recevant la réponse. On peut aussi faire vivre à minima certaines autres douleurs au sujet pour lui expliquer les différences et donc s'appuyer directement sur son ressenti pour échanger et qu'il y ait un mode de compréhension.
Ce mode particulier de relation thérapeutique mériterait à lui seul un ouvrage ainsi que les multiples propositions qui apportent un intérêt certain à la prise en charge de la douleur.

Voilà donc un panel élargi de ce que l'on peut proposer comme traitements et prise en charge de la douleur et du ressenti du douloureux. Il faut à présent éclaircir un point fondamental et très peu connu dans la thérapeutique de la douleur mais qui pose beaucoup de problèmes aux thérapeutes c'est ce que j'appelle **l'effet marche**.

L'effet marche dans le traitement de la douleur

Bien souvent les médecins et tout particulièrement les algologues, entendent une remarque des patients qu'ils soignent, ces patients déclarent :
« Il faudrait me changer de médicament, celui-là ne fait plus rien, je m'y suis habitué »
ou alors :
« Non je ne veux pas ce médicament, j'en ai trop pris, j'y suis habitué, il ne me fait rien »
ou encore:
« Vous devriez m'en donner plus, car je me suis habitué à ce médicament, il m'en faut plus. »
De ces remarques émane une crainte d'accoutumance et d'épuisement de l'effet thérapeutique qui aboutit à un non-effet et donc à une surenchère thérapeutique. Pharmacologiquement, nous savons qu'il existe des accoutumances et des dépendances. Par exemple aux benzodiazépines qui sont anxiolytiques, à la morphine… Les toxicomanies aux morphiniques sont la conséquence de la prise de ces médicaments dans un contexte de conduite toxicomaniaque avec des doses relativement importantes au long cours. Aux prises thérapeutiques et contrôlées, on retrouve très peu de toxicomanie et on ne devrait pas en trouver. L'accoutumance existe, et elle est péjorative, quand les prescriptions ne sont pas réévaluées et que l'on ne procède pas à des fenêtres thérapeutiques.
Par contre, si l'on s'intéresse aux remarques des patients sur une certaine accoutumance aux médicaments antalgiques on peut en effet relever une certaine diminution de l'effet antalgique pour une posologie donnée, on peut évaluer une baisse de l'action antalgique d'après le recueil des doléances des patients.

À quoi est due cette baisse d'activité ? On connaît en pharmacologie les épuisements thérapeutiques nécessitant une adaptation du traitement, par exemple pour certains diabètes. Mais pour les antalgiques ?
La douleur peut à tout moment augmenter si la cause n'est pas bien individualisée et maîtrisée. La douleur peut évoluer à son propre compte d'une manière péjorative et le traitement devenir moins efficace, il faut alors l'adapter. Mais si l'on revient aux plaintes exprimées par le patient, le motif principal est que le médicament n'est plus actif sur une douleur qui leur semble stable. C'est le médicament qui est mis en cause, pas un autre paramètre. Y a-t-il une diminution, une modification du nombre de récepteurs ? C'est possible. Une modification du cycle d'action des molécules ? C'est également probable. Mais si l'on mène bien l'enquête, si l'interrogatoire est précis, poussé ou plus attentif, on peut, dans bien des cas, se rendre compte de phénomènes particuliers pour lesquels les antalgiques dans leur fonctionnement intime ne sont pas en cause. En effet un douloureux dont la douleur persiste (dans le cas d'une douleur chronique) va connaître par ce phénomène d'algies chroniques une baisse de son état général, mais aussi de l'envie de faire, de son élan vital, de sa dynamique de vie. Il va exister un amoindrissement de son énergie de vivre et de son vouloir faire. Ce patient, au contraire, une fois que sa douleur chronique est maîtrisée, contrôlée et que l'ensemble de son traitement devient efficace, il a moins mal, il va revivre au sens vrai du terme. Il va retrouver un équilibre de vie. Le côté corrosif de la douleur en ce qui concerne son état général et son envie de vivre va diminuer pour disparaître. Son état va se stabiliser, sa longue période de douleur s'estomper pour disparaître et laisser place à une nouvelle vie et à de nouveaux sentiments d'avoir envie. Son traitement antalgique va améliorer sa douleur et lui-

même finira par être bien amélioré. Tous ces paramètres d'évolution positive vont aboutir à une amélioration nette de son état général et à une harmonisation de son envie de faire. Cette évolution positive va le faire vivre et avoir une action de vie. Ayant eu mal pendant, des mois, des années, son organisme a gardé, si l'on peut dire, des traces de cette souffrance chronique et ce nouvel état d'envie de vivre et de faire vont faire qu'il risque, comme on le dit dans le langage courant, d'en faire un peu trop. Il va vouloir trop en faire et les traces de sa douleur passée, existant encore, vont réactiver le phénomène douleur. C'est ce qui explique qu'un traitement efficace pendant un certain temps, devient moins efficace à mesure que le « vouloir faire » fait réaliser de plus en plus de choses au patient. Tout se passe comme si le patient douloureux chronique amélioré par son traitement se servait de cette amélioration, comme d'un marchepied, d'une marche, pour avoir une activité plus importante, ne conservant pas l'activité qu'il avait lors de la mise en place du traitement. Cette situation se rencontre souvent quand on la recherche. C'est ce que j'appelle : **l'effet marche**.

L'analyse de cette situation montre bien qu'il y a échappement de l'effet thérapeutique, que cette situation répond bien aux doléances des patients se plaignant de s'habituer au traitement mais dans ce cas il n'y a pas un effet pharmacologique direct mais plus un effet comportemental. Il faut donc bien analyser la demande et enquêter sur les comportements et activités passés et actuels du patient.

Une adaptation médicamenteuse est possible mais surtout une pédagogie du comportement est à entreprendre pour qu'il y ait adaptation entre les vraies possibilités physiques du patient et son vouloir d'activité pour qu'il n'y ait pas ce phénomène d'emballement, que le patient ne s'appuie pas, comme sur une marche, sur sa progression positive et qu'il conserve une bonne réponse antalgique au traitement. Le thérapeute doit donc toujours rester vigilant à la progression de son patient et l'évaluer pour adapter. L'effet marche est un effet particulier mais très important à connaître, pour les patients et pour les soignants.

Influence de la fatigue et de l'altération de l'état général sur la perception douloureuse

Trop souvent les algologues restent dans une dimension causaliste de la douleur. Dimension causaliste en ce qui concerne la cause première de la douleur ou la catégorie de douleur exprimée par le patient. Rarement le soignant s'occupe du terrain sur lequel s'exprime la douleur. Bien évidemment notre notion de médecine scientifique nous oblige en permanence à étiqueter la cause de la douleur pour y remédier et donc bien évidemment à traiter la douleur en traitant sa cause. Mais même avec cette réflexion et cette prise en charge beaucoup de douleurs échappent à cette procédure et aux traitements qui en sont l'aboutissement.

Il faut donc évoquer la possibilité d'un terrain, d'un terrain de l'organisme dans sa dimension somato-psycho-sociale qui favoriserait l'apparition du phénomène douleur et son implantation durable dans l'organisme. On retrouve donc souvent des personnes qui ont mal d'une manière chronique. Le bilan étiologique même s'il identifie certaines possibilités de causes n'explique pas tout leur vécu désagréable. Les traitements bien conçus, semblant appropriés peuvent rester inefficaces. Il faut donc se poser la question de savoir s'il n'y a pas un terrain, une ambiance de l'organisme propice au développement de la perception de la douleur. En se posant cette question et en recherchant ce terrain propice, on est surpris de retrouver souvent un état de fatigue très important, le terme médical en est « asthénie », on retrouve aussi ce que l'on appelle en médecine une altération de l'état général, c'est-à-dire que les paramètres constants du fonctionnement optimal de l'organisme sont en baisse ce qui le fragilise considérablement.

Bien évidemment ce ne sont que certaines douleurs, ayant des caractéristiques et des qualités particulières, que l'on retrouve dans ces états de fatigue et d'amoindrissement de l'organisme. Ce ne sont pas les douleurs de coliques néphrétiques qui elles sont aigües et qu'il faut soulager tout de suite. Il peut y avoir un état douloureux global qui envahit l'ensemble de l'organisme ou des douleurs, bien souvent banales, qui sont amplifiées, exagérées. Trop souvent les soignants pensent que le phénomène est psychique, et l'on entend trop souvent « c'est dans la tête ». Certes un mal-être psychique, un conflit, une détresse morale, un chagrin, favorisent la venue, l'installation et l'entretien de phénomènes douloureux. Le psychologique a une part dans la genèse et l'entretien des douleurs mais si l'on recherche plus en profondeur on s'aperçoit bien souvent, pour ne pas dire le plus souvent, que les conflits psychiques, les désarrois psychiques entament le bon équilibre général de l'organisme ; se crée alors ce terrain, ce terrain secondaire où les douleurs s'installent, poussent et sont entretenues.
Tout se passe comme si à un certain seuil d'altération de l'état général ou de fatigue, la sensibilité douloureuse de l'organisme était exacerbée. Cette remarque est très importante car elle nous fait retrouver le but premier de la douleur, c'est-à-dire l'alarme qu'elle déclenche dans l'organisme, lui indiquant que quelque chose de péjoratif pour lui a une action négative.
Ce phénomène de douleur bien souvent vécu comme généralisé dans tout l'organisme, « fleuri », change, fluctue et est un signe d'alerte d'une baisse de l'élan vital de l'organisme, de l'altération de l'état général se traduisant par une asthénie importante. La douleur ressentie par le patient lui indique qu'il a perdu ses pleines facultés, qu'il est amoindri dans ses fonctions générales. Le plus souvent, lui n'est pas conscient de cette baisse de

son patrimoine d'énergie vitale, il ressent au premier plan des douleurs et ses plaintes tournent autour de ces dernières.
Après avoir fait une démarche diagnostique pour individualiser une cause pouvant générer ces douleurs et que ces recherches n'aboutissent pas, il faut évaluer une possible baisse de l'énergie vitale. Si la recherche confirme que ces douleurs s'appuient sur une baisse de cet ordre, la démarche thérapeutique doit correspondre à la souffrance et à l'état du patient. Il faudra tout d'abord bien individualiser où se situe la douleur et essayer de la calmer par tous les moyens appropriés. Il ne faudra pas se borner à s'occuper uniquement de la douleur. Il sera nécessaire de s'intéresser à cette fatigue et à cette baisse de l'état général, à sa cause organique ou autre. Par exemple une maladie infectieuse ou métabolique inconnue peut engendrer une asthénie importante et une altération de l'état général. Une fois la cause individualisée qui peut être un surmenage ou même une surcharge d'activité positive, il faudra s'en occuper.
On peut retrouver effectivement des surcharges positives, donnons l'exemple d'un homme encore jeune ressentant pleinement sa vie professionnelle, ayant une famille dont il s'occupe et à qui on demande d'avoir des responsabilités par exemple associatives et qui y prend part avec plaisir. Cet état de réussite va le surmener et il peut très bien, après avoir dépassé un certain seuil d'activité positive, ressentir des douleurs qui vont reposer directement et essentiellement sur un état d'asthénie important. La démarche thérapeutique à côté de la prise en charge thérapeutique de la douleur et de la cause éventuelle de l'asthénie et de l'altération de l'état général va être basée sur la pédagogie, la cognition, la prise de conscience de la fatigue et de ses conséquences. Toute une prise en charge dans ce domaine est nécessaire pour que le patient prenne

conscience de son asthénie et du parcours qui l'a créée. Cette stratégie pédagogique devra déboucher sur un projet de rééducation à une activité de vie pour récupérer de cette fatigue et de cette altération de l'état général. Tout un protocole thérapeutique, d'accompagnement, de rééducation de vie doit être mis en place pour que le patient sorte de cette ornière et que ses perceptions douloureuses diminuent pour disparaître.

Tout le beau de cette démarche thérapeutique est de le conduire, de l'amener, de l'aider à recréer un nouvel état de vie où il retrouvera l'équilibre perdu et où il ressentira un bien-être de vie dans ses composantes essentielles somato-psycho- sociales.

Nous pouvons aussi évoquer l'apparition de douleurs importantes sur un terrain particulier que l'on appelle : la fatigue chronique aussi appelée syndrome de fatigue chronique (SFC). Il se définit comme un ensemble de symptômes procurant un épuisement intense et permanent. Cet état apparait sans raison apparente ou pathologie sous-jacente. Le patient est fatigué et ne peut pas réaliser les tâches les plus simples de son quotidien. Le patient malade ne peut plus conserver une vie socio-professionnelle et perd son autonomie, il devient véritablement handicapé. Ce syndrome est reconnu comme une maladie neurologique grave par l'OMS depuis 1992. En 2015, *l'Institute of Medecine* (IOM) propose une nouvelle appellation : *systemic exertion intolerance disease* (SEID), traduit par maladie d'intolérance systémique à l'effort ou MISE. L'IOM définit la maladie selon 4 grands critères : fatigue intense depuis plus de 6 mois ; malaise survenant après un effort physique ; sommeil non réparateur ; au moins l'un des deux signes suivants : altération de la fonction cognitive ou intolérance à l'orthostatisme (position debout).

On peut retrouver des symptômes musculaires, neurologiques… Les examens clinique et biologique demeurent normaux. La maladie est tantôt étiquetée trouble neurologique ou trouble psychologique. Une origine hormonale, immunitaire, musculaire ou encore toxicologique peut être évoquée. Le traitement reste symptomatique.
Nous le voyons bien, la douleur peut se manifester sur un terrain spécifique, une altération de l'état général, et devenir un véritable handicap.

L'alliance thérapeutique

Dans toutes les démarches que nous venons de voir, il y a une composante essentielle qui doit s'établir et s'installer entre le douloureux et le soignant, c'est une alliance thérapeutique, un partenariat. En effet le phénomène douleur étant subjectif donc non démontrable, non quantifiable, il est nécessaire qu'une relation de confiance se crée entre le malade et le soignant. La relation soignant-malade doit être une relation de confiance réciproque. Le soignant doit prendre en compte la douleur du patient, y croire et tout faire pour la prendre en charge et aider le douloureux.

Toute douleur exprimée existe même dans les cas extrêmes où le patient se plaint de douleurs sans avoir vraiment mal. C'est un appel qu'il lance. Toute plainte douloureuse doit être reconnue et l'existence de la douleur ne doit jamais être mise en cause. Une douleur exprimée existe, elle doit être reconnue, écoutée et prise en charge même si on a des difficultés à bien la cerner et à l'enrayer. Le soignant doit croire le patient et doit réaliser une situation de relation d'aide. Pour ne pas décevoir le patient il ne doit pas promettre ce qu'il ne pourra pas tenir. Le patient douloureux doit avoir toute confiance au soignant. Il doit pouvoir se livrer avec facilité, pouvoir librement et en toute quiétude parler de lui-même, de son histoire, des accidents de sa vie, de ses difficultés, de ses espérances, de ses désirs… Une relation de confiance et d'écoute positive doit lui être proposée et il en profitera pour se dévoiler à soi-même et au soignant dans un échange d'aide optimal. De cette confiance mutuelle naît une relation douloureux-soignant propice à l'exploration de toutes les composantes de la douleur dans une réciprocité. Sur cette

relation vraie et stable, une véritable prise en charge globale peut se faire.
L'algologue devrait être le chef d'orchestre d'une équipe pluridisciplinaire dont le centre d'intérêt et d'action est toujours le douloureux.

La fin de vie, les soins palliatifs et la douleur

Il y a quelques décennies un courant de pensée et de prise en charge médicale s'intéressant à la fin de la vie a pris naissance dans les pays anglo-saxons et a parcouru toute l'Europe. L'intérêt des soignants portait sur l'accompagnement de malades à qui la médecine curative ne pouvait plus rien proposer pour les améliorer.
La partie la plus importante de ces patients est formée de cancéreux, mais il existe d'autres pathologies graves dans lesquelles la médecine curative ne peut plus rien faire à partir d'un certain stade comme dans certaines maladies métaboliques, nerveuses, infectieuses, rhumatologiques….
La médecine curative ne pouvant plus agir, il fallait inventer une autre médecine, la médecine palliative naquit alors. Elle se définit comme : « ce qu'il reste à faire alors qu'il n'y a plus rien à faire. »
Alors qu'il n'y a plus rien pour améliorer la pathologie du patient, qu'il doit mourir, il faut tout mettre en œuvre pour que ses derniers moments, qui peuvent d'ailleurs durer plusieurs semaines ou plusieurs mois, se passent bien et qu'il ne souffre pas. Ce moment de fin de vie n'est en fait bien souvent que souffrance ; souffrance physique et souffrance morale. Souffrance physique car ces patients sont de graves malades, tout leur organisme est défaillant puisqu'ils sont amoindris au point d'être presque morts à cause de leur maladie. De multiples souffrances vont exister et se développer sur leur corps meurtri. La déshydratation et la soif, l'inappétence et la cachexie, les ulcères aux points de contact, les infections multiples entraînant fièvre et malaises, les odeurs insupportables pour l'entourage, les délires et les confusions, la dépendance, l'impossibilité de bouger… Parmi ces multiples souffrances la douleur a été et est toujours

considérée comme le maître symptôme. En plus de vivre cette déchéance, cet état que le poète pourrait évoquer comme l'échouage sur une plage déserte d'un corps mourant agonisant, le fait d'avoir mal devient intolérable et surtout inutile. Les pathologies graves entraînant ces états terribles de fin de vie engendrent le plus souvent de très fortes douleurs.

À chaque évocation d'un cancer en phase terminale on imagine d'horribles douleurs. Elles sont d'autant plus terribles qu'elles se créent sur un organisme déficient et très affaibli, elles sont par là même insupportables. Elles sont surtout inutiles. On connaît le devenir de ces malheureux ; ils vont mourir, à quoi bon avoir mal ? Ces douleurs ne permettent plus l'adaptation, elles alertent bien sûr sur un danger mais ce danger est connu et on ne peut plus rien faire pour y remédier. Alors à quoi bon les laisser se développer, à quoi bon continuer de les laisser alerter ?

Ces douleurs de fin de vie doivent donc être calmées, apaisées, annulées. Tous les moyens doivent être utilisés, le moyen le plus direct et le plus efficace est l'utilisation de la morphine *per os* si cela est possible, par des patchs transdermiques, en perfusion ou encore en perfusion continue à l'aide de seringues électriques ou de pompes. On peut même, dans certaines douleurs très importantes, injecter par des moyens techniques sophistiqués de la morphine directement au niveau du système nerveux central ce qui permet d'en diminuer les doses tout en étant très efficace et d'éviter beaucoup d'effets secondaires. Actuellement, car beaucoup de progrès aussi bien en technicité qu'en technologie et en pharmacologie ont été faits, les malades en fin de vie ne devraient plus avoir mal. Les médecins dont les algologues, possèdent un arsenal thérapeutique qui est suffisamment complet pour que la douleur en soins palliatifs soit le plus souvent vaincue.

Cela peut rester un vœu pieux car la fin de vie est parfois compliquée et difficile mais les médecins doivent s'efforcer de bien gérer la douleur. Ils doivent aussi prendre en compte et maîtriser toute la symptomatologie de souffrances physiques et cela en s'appuyant sur des équipes formées et en place. Aujourd'hui cela est possible.
Une bonne prise en charge en soins palliatifs est difficile et demande beaucoup d'efforts notamment celui de vivre des échecs, de vivre l'insatisfaction, de ne jamais être assez performant. Ces soins le plus souvent doivent être entrepris et réalisés en équipe. Là aussi il y a un effort à faire car en médecine le travail en équipe est ardu. La technique, le savoir, mais aussi l'humain, le relationnel sont importants et beaucoup de soignants ressentent l'impression d'être jugés, ce qui crée en eux un malaise.
Les soignants œuvrant en soins palliatifs sont au bout d'un certain temps, fatigués et peuvent être même déprimés, on peut parler de *burn out*. C'est un « épuisement physique, émotionnel et mental qui résulte d'un investissement prolongé dans des situations de travail exigeantes sur le plan émotionnel ». On évoque et on travaille beaucoup à présent sur un état de fatigue et de dépression professionnelle que présentent les soignants, médecins, infirmiers, infirmières, aides-soignants, aides-soignantes, psychologues et même bénévoles. La prise en charge en soins palliatifs est difficile et pénible à cause de l'ambiance de mort, de l'insatisfaction des patients et du travail particulier demandé aux soignants. Les infirmières, les infirmiers, les aides-soignantes et les aides-soignants doivent pratiquer auprès des malades un nursing important, empli d'une relation toute particulière dans l'affectif qu'ils créent. Il faut bien se rendre compte que lorsqu'un soignant perd un malade il vit un véritable deuil qui le touche profondément. Le médecin n'échappe pas à la règle et cela est logique et rassurant, car dans cette

approche, qu'il le veuille ou pas, un certain affectif est au premier plan. Lorsqu'un médecin suit un patient pendant des années en dehors des soins palliatifs, qu'il le voit souvent, quand ce patient décède, le médecin vit un véritable deuil. Une certaine prise de conscience se réalise actuellement autour de ces souffrances des soignants, des numéros verts existent ainsi que des groupes de parole s'inspirant des groupes Balint ou autres.
Le suivi des malades en fin de vie est aussi difficile car il demande de la part des soignants un don de temps et un travail important. Les malades en fin de vie réclament une présence des soignants très importante. Les médecins doivent suivre, quotidiennement ou même plusieurs fois par jour, ces malades, adaptant les différents traitements antalgiques et corrigeant les autres traitements, prenant en charge les autres symptômes créant des souffrances.
À côté des souffrances physiques, bien qu'il y ait des fins de vie sans souffrance et que des malades meurent dans la paix, il existe des souffrances morales. Fréquemment, même si on n'en parle pas, les malades sont conscients de leur état. Ils sont conscients qu'ils vivent les derniers moments de leur vie, qu'ils vont mourir. Accompagnés ou non de leurs proches qui peuvent être leur famille, des amis ou autres, ils vivent un moment terrible. Cette période, que tout être vivant redoute, c'est celle « du mourir ». Pour faciliter le propos elle peut artificiellement, mais pédagogiquement, se diviser en trois parties.
Une première période où tout être conscient et vivant a pris conscience qu'un jour il mourra. Il y a dans cette période la phase de maladie qui accentue cette prise de conscience, cet état de fait, cette connaissance. Toute maladie, même bénigne, plonge le malade dans un questionnement du handicap et de sa fin. Les médecins ne sont pas assez « malades » pour être sensibles à ce point fondamental.

La deuxième période est la prise de conscience de la certitude que le mourir se rapproche. Les malades en fin de vie sont dans cette phase. C'est la plus terrible, car les patients voient leur énergie vitale et toute l'histoire de leur vie s'épuiser. Que vont-ils devenir ? Qu'est-ce que la mort ? C'est la phase la plus angoissante, la plus démoralisante durant laquelle le patient va tout perdre : son corps, ses pensées, se perdre à lui, se perdre aux autres, perdre son histoire, perdre ses souvenirs, perdre les siens, perdre les gens qu'il a aimés et qui n'existent que par ses pensées, ayant eux-mêmes disparus… C'est une phase de perte totale, un questionnement sur un devenir où rien n'existe, où l'inconnu est total.
La troisième période, la phase de la mort, définie comme le moment du passage est toute particulière et bien souvent étrange pour les observateurs. Le patient peut mourir pleinement conscient, mais ceci est relativement rare car la pathologie amoindrit le plus souvent sa conscience ainsi que les traitements. Dans la plupart des cas, les patients sont déjà hors conscience. Les accompagnants, entourage et soignants, redoutent cette phase et presque par compassion pour eux les malades, parfois, la vivent dans leur intimité ou demandent à être calmés. Les « suivants », soignants et proches, vivent là leur peur et leur angoisse caractérisant le vécu des malades comme très désagréable et ont tendance à médicaliser cette phase. Il existe tout de même des moments de fin de vie conscients et vécus.
Pagnol, dans le film de sa trilogie marseillaise intitulé « Marius », dépeint admirablement la mort de Panisse, c'est un véritable cours magistral de soins palliatifs. Regardez-là et appréciez le travail de cet écrivain provençal et académicien dans la finesse de ce qu'il fait exprimer à ses personnages.
Le plus souvent donc, le mourir, le moment de la mort se fait dans un inconscient entre les acteurs de ce moment

unique et empli de drame. Puis, il y a la période, une quatrième pour certains, de la mort définitive et durable où la personne devient un cadavre.
Ces trois périodes du mourir sont actuellement, surtout dans nos sociétés, des périodes terribles et génératrices d'un malaise important. Elles sont fuies par la plupart des gens et le « mourir » se réserve au malade lui-même, à ses proches et à des soignants qui se sont spécialisés dans ce domaine. Notre société en fait un moment de replis, le cachant à la grande masse, ce qui le rend encore plus mystérieux et amplifie l'horreur qu'il dégage. Pendant ces périodes si difficiles, toute sensation pénible engendrant une souffrance ou une douleur amplifie à l'infini le désagréable, aussi bien pour le patient que pour son entourage, sans oublier les soignants.
Il faut donc, et c'est du devoir du médecin, et encore plus du médecin de médecine palliative, remédier à tout désagréable, à toute douleur. En vivant, en pratiquant, en essayant d'être actif mais toujours insatisfait de ces fins, de ces fins de toute une vie, on se rend compte que le maître symptôme est la finitude de l'être et de tout ce qu'il a pu être et que la pire douleur est celle de ne plus exister, c'est celle de finir.

La douleur, une affaire de famille

Il est classique en algologie d'évoquer une composante familiale dans certaines douleurs chroniques. On l'évoque très souvent dans les migraines, il y aurait une facilité familiale à souffrir de migraines. Il est tout à fait difficile de déterminer une influence directe de la génétique dans certains types de douleurs.

Un nombre important de chercheurs pensent qu'il y a un facteur génétique au vécu, à l'existence dans l'organisme de certaines douleurs chez les sujets d'une même lignée. Certaines douleurs neurogènes peuvent en être des exemples. Ce qui fait évoquer cette possibilité, c'est que pour une même lésion certains ressentent une douleur et d'autres non. Par exemple pour un zona donnant à peu près les mêmes lésions cutanées et physiques à deux sujets : un va ressentir par la suite des douleurs neurogènes post zostériennes très importantes alors que le deuxième n'aura aucune douleur.

Pour certains chercheurs, c'est la composante génétique héréditaire qui pourrait expliquer cette différence. On constate cependant que les membres de certains groupes peuvent subir les mêmes douleurs. Il est classique, dans une même famille, d'observer les mêmes genres de douleurs. Nous avons cité la migraine, mais on peut citer les lombalgies, les douleurs dues aux règles, les douleurs abdominales…

Plusieurs hypothèses peuvent être évoquées en ce qui concerne ces douleurs en dehors d'une composante génétique. Il y a surtout ce que j'appelle « la mythologie du groupe », ici de la famille qui a certainement une grande importance.

En parlant de « mythologie du groupe », il ne faut pas voir la mythologie appliquée à un groupe, il faut y voir

l'histoire intime du groupe avec ses réalités, ses désirs, ses fantasmes, ses rêves. Pour simplifier, on peut évoquer deux groupes principaux : le premier, la famille et le deuxième l'appartenance à un groupe, le groupe social, professionnel, sportif… Les soignants appartiennent au groupe professionnel, ils souffrent donc plus facilement de certaines douleurs. Certains métiers, par leur technique, impliquent des douleurs professionnelles, par exemple l'épicondylalgie, c'est-à-dire une douleur du coude, chez les maçons ou les tailleurs de pierres. Ces douleurs professionnelles sont dues aux pratiques spécifiques et à la « mythologie du groupe », qui n'a ici qu'une influence secondaire.
Revenons au cercle familial. Chaque famille a une histoire officielle, que tout le monde connaît, et une histoire intime, nous pourrions dire cachée, que seuls les membres du cercle familial connaissent. À l'intérieur de ces histoires de famille où d'ailleurs il y a communication, naissent des craintes dues à des évènements qu'a vécus la famille ou l'un de ses membres, à des traumatismes familiaux, qui génèrent une réaction du groupe familial, par exemple à une composante pathologique. Il existe donc des réactions à certaines situations, des réactions, des attitudes face à certaines pathologies entraînant des vécus douloureux qui vont se développer au sein du groupe familial pour en donner une composante d'échanges, de relations, de compréhension. On rencontrera cela dans des familles de lombalgiques ou de migraineux. On verra des familles où les femmes ont des règles non douloureuses et d'autres où les menstruations obligent l'arrêt de la vie quotidienne familiale. On pourra trouver des enfants ayant les mêmes douleurs abdominales que la fratrie ou que leurs parents. Il est donc très important lorsqu'on s'intéresse à une douleur chronique dont la cause n'est pas

évidente, d'enquêter dans le ou les groupes auxquels appartient le sujet.

Cela est vrai pour la famille, mais aussi vrai pour d'autres groupes sociaux auxquels appartient le douloureux. Groupes sociaux qui vont développer suivant leur histoire et leur évolution relationnelle une facilité à individualiser pour ses membres telle ou telle réaction douloureuse plus marquée.

Il faut entendre par douleur retrouvée dans un groupe, non pas une douleur générée par le groupe, mais une facilité à ressentir et à vivre certaines douleurs et surtout une manière de vivre et d'exprimer sa douleur dans le groupe et à l'extérieur du groupe en y utilisant certains archétypes relationnels. Par exemple, une douleur chronique après une entorse sera exprimée totalement différemment entre un groupe de personnes exerçant une profession libérale, un groupe de cadres, un groupe d'ouvriers, un groupe de mères de famille au foyer, un groupe de lycéens ou un groupe de sportifs.

Toute l'histoire, la mythologie du groupe social ou familial, et parfois des deux vont influencer le vécu et l'expérience du vécu de la douleur. Cela implique que l'analyse d'une douleur doit prendre en compte l'individu mais aussi son milieu (relationnel, social, familial…). Il faut dans un premier temps faire le bilan des appartenances et des places tenues par le douloureux au sein de ces différents groupes puis essayer de dégager les traits les plus importants concernant les mythologies des groupes et leurs caractéristiques pour analyser les plaintes et les ressentis douloureux. Cette approche est assez longue et doit se réaliser par étape, on ne peut pas en une seule fois saisir les nuances des différents mouvements des groupes auxquels appartient le douloureux. Cette approche sera aussi intéressante à faire connaître et analyser au douloureux pour qu'il prenne conscience de l'influence de ses groupes d'appartenance sur son comportement et sur la connaissance de sa douleur. Cette approche doit éviter toute culpabilité ou renvoyer à des questions trop intimes, pour ne pas altérer le relationnel du douloureux du moins dans un premier temps, elle peut être aussi le point de départ d'une réflexion sur les composantes relationnelles du douloureux. La démarche est de comprendre et de faire comprendre, non pas de juger. La pédagogie de la prise de conscience doit faire ressentir au douloureux son vécu pénible et son rapport avec ses groupes d'appartenance, elle doit lui donner la possibilité d'influencer comme il le souhaite sur les paramètres découverts dans cette analyse de la mythologie du groupe. C'est en le repositionnant dans son ou ses groupes, dans leur histoire, leur mode d'existence, leur mode de communication et de relation, leur mode d'échange avec d'autres groupes qu'il arrivera à faire la part de son comportement et de l'influence du groupe qu'il pourra maîtriser ou influencer pour se libérer des contraintes possibles qui jouent sur son vécu et son comportement douloureux.

Le douloureux n'est pas un individu isolé et souffrant. Il appartient à une société, à un relationnel où sa douleur s'exprime en fonction de son appartenance. Elle peut être un moyen d'exister ou de non exister dans son ou ses groupes ou d'exprimer une expérience, un vouloir de changement.

L'algologue doit prendre en compte ces domaines et leur rôle exact sur le ressenti douloureux. Sans altérer la liberté du patient, il doit lui faire prendre conscience de cette dynamique vers laquelle il est poussé pour qu'il s'y retrouve et y participe suivant ses désirs et ses projets de vie.

Douleur et pouvoir

Nous venons de voir qu'il peut exister pour un individu des réactions familiales ou dues à un groupe d'appartenance qui lui font vivre telle ou telle douleur et avoir un ressenti particulier à la douleur. Dans la famille, dans les groupes d'appartenance se développe, vit et prospère une énergie relationnelle très particulière que l'on appelle le pouvoir et qui peut s'étendre au relationnel extérieur.

Le pouvoir est un fluide relationnel très particulier et très peu abordé par les auteurs quelle que soit leur discipline, comme s'il y avait un tabou à son sujet. Le pouvoir est une relation. Il faut donc au minimum deux individus ou un individu et un groupe ou deux groupes, en cela le pouvoir est proche de l'amour. On ne peut pas aimer seul, on ne peut pas avoir du pouvoir ou le pouvoir seul. À part bien évidemment sur soi-même. S'aimer sans connaître l'amour de l'autre et l'amour à donner à un autre, ne fait absolument pas connaître l'amour. Le pouvoir, l'énergie du pouvoir sont identiques à l'amour : une prise de conscience de soi par un relationnel. Nous avons bien évidemment tous ou du moins nous le croyons, le pouvoir sur nous-même, mais l'énergie du pouvoir que je veux évoquer ici est le pouvoir sur l'autre ou sur les autres.

Nous avons constaté et cela est primordial, qu'il y a peu d'écrits sur le pouvoir, le pouvoir en valeur absolue, pourrions-nous dire. Il existe par contre beaucoup de textes sur certains pouvoirs, voulant dénoncer tel ou tel pouvoir, moyen habile mais simpliste de prendre la place du pouvoir attaqué. Parler du pouvoir est tabou, on en parle très peu, on le prend et on l'utilise. On l'utilise et il est gratifiant psychologiquement, affectivement, physiquement, matériellement.

Prenons comme exemple le pouvoir de l'écrivain, pour s'exposer tout de même un peu car mon intention cachée, vous l'avez devinée, est de prendre le pouvoir de l'idée ou de la nouveauté sur vous lecteurs et de vous l'imposer. Alors, ne fermer pas ce livre car sinon je ne pourrai pas avoir ce pouvoir désiré, gardez le pouvoir de me lire et de me critiquer. L'écrivain a besoin de se prouver qu'il existe, car en lui bouillonne un besoin de dire ce qu'il ressent et de le communiquer. Il ressent surtout le besoin d'avoir raison et, bien qu'il le veuille ou non, de prendre l'aval sur son lecteur qui découvre et ressent en lisant ce besoin d'écrire et le contenu de l'écrit. En retour l'écrivain bien souvent reçoit le pouvoir des lecteurs qui est en fait le nombre d'acheteurs de son livre et leurs appréciations. L'écrivain enfin, par ce pouvoir d'écrire, ce sentiment d'écrire, a besoin d'exister, d'exprimer son existence et c'est là un point fondamental pour aborder le pouvoir.
En fait le pouvoir, prendre le pouvoir, avoir le pouvoir, conserver le pouvoir : c'est vouloir exister. Il y a donc deux points importants induits par ce besoin d'existence. Premièrement la fragilité de celui qui a besoin d'exister et qui recherche la perception de l'existence par le pouvoir et non pas par l'appréhension simple de l'existence. Et deuxièmement, la subordination de celui à qui le pouvoir s'impose, voulue par celui qui désire le pouvoir, c'est le besoin de celui qui recherche le pouvoir de s'appuyer sur un tiers pour exister, que le pouvoir soit bon ou mauvais comme nous le verrons. Ces deux points révèlent une fragilité de celui qui recherche le pouvoir et c'est pour cela que jamais rien n'est dit sur le pouvoir.
Rechercher le pouvoir, c'est en fait être fragile. Le vrai pouvoir, ce n'est pas celui que l'on recherche, c'est celui que l'on reçoit en don, en confiance, qui se transforme en quelque chose de beaucoup plus noble que l'on appelle la responsabilité qui n'est plus colorée par du pouvoir mais

par du devoir. Le pouvoir et celui qui le cherche s'appuient sur celui ou ceux qui le subissent, et celui qui a le pouvoir a toujours peur de le perdre. Tolkien, dans son œuvre littéraire Le *Seigneur des Anneaux* l'a admirablement traité.
Le pouvoir s'appuie donc sur les autres, pour toujours les dominer, les rendre dépendants. Il va se créer une relation particulière entre celui ou ceux qui ont le pouvoir et celui ou ceux qui le subissent avec une tension relationnelle qui à tendance, qu'on le veuille ou pas, à renverser cette relation toute particulière. Même quand les « subissants » sont très soumis, ils tentent toujours de fuir le pouvoir, de s'en éloigner ou de le subir à l'extrême, ce qui peut déstabiliser le possédant du pouvoir ou de se révolter brusquement mettant aussi le pouvoir en péril.
Il existe un pouvoir positif et un pouvoir négatif, mais s'ils sont tous deux dangereux car ils annihilent les « subissants ». Le pouvoir négatif est le pouvoir pour le pouvoir, sans création, avec perte totale de liberté pour celui qui détient le pouvoir et ceux qui le subissent. Vous le connaissez tous. Le pouvoir positif n'est pas, lui, démuni de danger. En effet, même si comme on le dit les intentions sont bonnes et respectables, elles peuvent pousser à l'extrême, enlever toute liberté et s'imposer avec une telle violence que les premières intentions positives se transforment pour devenir négatives.
Nous le voyons, le pouvoir est dépendant de ce que nous appelons les valeurs. Nous sommes tous imbibés par des valeurs qui, à nos yeux, sont importantes et primordiales d'où le fait que ce terme se rapproche de ce qui a du prix, nous parlons aussi de valeur monétaire. C'est toute notre histoire et notre expérience, au sens large, qui forgent nos valeurs, notre relationnel ainsi que les valeurs des autres. On parle des valeurs familiales, des valeurs de tel ou tel

groupe. Pour chaque individu, les valeurs et leur importance peuvent varier du tout au tout.
Nous nous en rendons compte avec les valeurs politiques. Elles sont parfois à l'opposé en ce qui concerne la vision de la société. Ce sont les valeurs majoritaires, même en l'absence de démocratie, qui dirigent toujours le groupe, et les leaders, ceux qui ont le pouvoir, sont les champions de ces valeurs ou du moins le disent-ils. Il existe dans tout groupe, même clandestin, des opposants à ces valeurs et parfois même des opposants farouches et violents. Le pouvoir ou le désir de pouvoir reste attaché à ces valeurs, qui malgré leur nom n'ont pas forcément de prix. Si c'est uniquement le pouvoir de l'argent, il y a une valeur monétaire mais non pas relationnelle, toute relation est basée sur l'argent quand l'argent est le seul pouvoir, seul rentre en jeu les comptes.
Les valeurs d'un individu vont être personnelles, bien souvent subjectives, et son vouloir de pouvoir va s'appuyer sur ses désirs et son vouloir de cristalliser et de stabiliser ces valeurs. Il désire stabiliser, car la recherche du pouvoir est toujours instable, fluctuante et insécurisante, au contraire du devoir. Si celui qui recherche le pouvoir s'affiche et parle directement de son désir de pouvoir, il va se dévoiler, dévoiler ses valeurs, ses opinions profondes et sa stratégie de recherche de stabilité dans le pouvoir que nous venons de qualifier d'utopique. Les « supportants », les « subissants » vont donc se méfier et le pouvoir risque de se perdre. C'est un peu pour cela qu'il est tabou de parler du pouvoir, car tout le monde a des valeurs subjectives et personnelles, qu'on le veuille ou non, même dans son petit univers on recherche tous du pouvoir, le pouvoir. Donc, en parler c'est se montrer comme un conquérant voulant dominer au détriment des autres qui ne l'apprécient guère en général.

Le pouvoir et sa quête doivent se cacher, se terrer. Un autre facteur se greffe sur ce pouvoir, c'est le secret. Tout pouvoir est secret et delà à être occulte, il y a peu. Nous voyons donc que côtoyer le pouvoir induit un état étrange et inquiétant, d'en parler met mal à l'aise et nous renvoie à nos désirs profonds, pas toujours avouables.
Dans le contexte du pouvoir, la douleur est très souvent présente ou du moins certaines souffrances. La quête ou plutôt la conquête du pouvoir est toujours un combat, une guerre. Dans un combat, une guerre, à un moment donné, il y a toujours un vainqueur et un vaincu. D'ailleurs, le vainqueur sera toujours un futur vaincu dans la plupart des cas. Toute victoire a en elle le potentiel d'une forte défaite, et inversement toute défaite a en elle le potentiel d'une future victoire. Le vaincu va donc subir de multiples souffrances, dont la perte, la perte de ce qu'il avait ou de ce qu'il désirait, l'humiliation et l'impossibilité de se racheter. Il plonge dans un état définitif et un état irréversible extrêmement pénible et difficile à vivre, la non possibilité de projets, de désirs futurs, d'autres pertes professionnelle, financière, relationnelle ; « on ne le regarde même plus » comme on dit.
Un état de souffrance va s'installer dans lequel la douleur n'est pas loin. Elle n'est pas loin et elle est même tout près du pouvoir. Nous imaginons tous des prises de pouvoir lors de joutes politiques, électorales ou pour posséder la présidence d'une association. Mais la prise de pouvoir n'est pas toujours aussi simple, bien souvent la douleur qu'elle induit est au premier plan et est utilisée pour prendre et avoir le pouvoir, pour conquérir.
La guerre en est l'exemple type, les conquérants veulent tuer, mutiler, faire mal à leurs adversaires pour les soumettre. Mort et douleur sont les maîtres mots de la guerre. Dans la guerre tout est conçu pour tuer violemment avec douleur et tout est fait pour créer de la douleur.

Évoquons ici les attentats qui n'existent que pour tuer et faire mal, leurs auteurs voulant le plus souvent rester anonymes et cachés. Toutes les armes, depuis la nuit des temps, sont réalisées pour faire mal, pour créer de la douleur et que cette douleur soit mortelle. C'est une étrange particularité mais c'est malheureusement une réalité.

En plus de la réalité, on mime cette violence au cinéma, et ces films violents qui engendrent douleur et mort sont au firmament de nos box-offices. Même si les centaines de morts sont plus ou moins anonymes, ils meurent le plus souvent dans des douleurs importantes. Ces spectateurs de films de guerre, de films violents ou ces téléspectateurs d'informations, de reportages de guerre, notons-le, ne supportent pas une piqûre, demandent une anesthésie locale pour une simple vaccination et revendiquent un droit à la non douleur.

Ce paradoxe est important et intéressant, les spectateurs de ces violences semblent donc détenir un certain pouvoir, ils ne s'identifient pas aux blessés mais plutôt aux guerriers, à ceux qui tuent. C'est une forme de ressenti d'un certain pouvoir que la télévision utilise et manipule à des fins mercantiles puisque des flashs publicitaires entrecoupent ces violences, alimentant financièrement ces chaînes de télévision.

Nous sommes tous concernés car nous participons tous à ces faits étranges de pouvoir ressenti et ces faits curieux de société montrent bien qu'il y a un lien fort entre pouvoir et douleur, faits qui nous touchent tous.

Douleur et tortures

Nous avons abordé dans le chapitre précédent le scandale de la soif de pouvoir engendrant la pire des choses : la guerre.

Il faut tout de même préciser que les peuples qui se défendent font eux aussi la guerre. Même si le résultat matériel, nombre de morts et douleur engendrée est le même, ils sont dans une situation que la justice connaît et comprend : la légitime défense. Il faut souligner aussi qu'il n'est pas nécessaire que la guerre et la violence répondent à la guerre. Gandhi a été un maître en la matière et les Tibétains ont aussi adopté cette attitude.

La guerre engendre aussi les termes de « violence », de « mort » et de « douleur. » Durant les guerres, s'exacerbe une pratique qui transforme l'humain en monstre, cette pratique c'est la torture. La torture, tant elle est anormale, est à l'opposé de ce que nous pouvons espérer de l'humain, elle peut exister en dehors du cadre de la guerre et nous la côtoyons sans cesse.

Nos lucarnes magiques que sont nos postes de télévision nous exposent trop souvent à ces pratiques que l'on tendrait à croire d'un autre âge et qui pourtant son bien contemporaines, s'adaptant et s'alimentant de toutes les soi-disant avancées de notre progrès, utilisant jusqu'à l'image qui vient jusqu'à s'imposer au cœur de nos foyers.

La torture est une prise de pouvoir totale et complète par le bourreau sur son supplicié. Alors que dans l'exécution il y a un pouvoir sur la vie elle-même, l'acte étant tranché, rapide, parfois sublimé par la vaillance et le courage du condamné, il y a dans la torture avilissement, détérioration anéantissement, domination, abandon, humiliation, et tout cela en créant des douleurs les plus horribles.

Avec la torture, on utilise la douleur pour détruire tous les pans de la personnalité du supplicié. On le détruit à petit feu par la douleur, le faisant s'oublier à lui-même. Le maître mot de la torture, c'est douleur. Créer les pires douleurs pour que toutes les défenses de l'être s'effacent et qu'il explose, tout en implosant, se détruisant lentement et s'avilissant. La torture n'existe parfois que par le plaisir qu'elle apporte au bourreau, et on comprend là toute la dimension du mot cruel, lié indéfiniment à la douleur. Elle peut être utile pour apprendre et connaître ce qui est caché. La douleur est utilisée dans ce cas pour détruire les valeurs de l'individu, lui enlevant sa fidélité, sa conscience, son honnêteté, sa droiture. La douleur créée chez le supplicié le transforme, le mâche, le liquéfie lui et son histoire ; sa personnalité et tout son être peuvent devenir ce qu'il a toujours rejeté, ses valeurs étant reniées. C'est l'enfer créé par l'homme pour le pouvoir ou pour le plaisir de certains ; notons que l'image de l'enfer fait appel aux tortures. La torture détruit et cette destruction d'une violence extrême repose sur la douleur. Cette conduite ne peut à nos yeux qu'être condamnable et révoltante, tout doit être fait pour l'abolir. Au-delà de ce dégoût qu'elle engendre et de ce rejet à remarquer qu'elle s'appuie sur la douleur, elle peut nous faire envisager l'importance de la douleur dans l'existence de l'être : si la douleur peut annihiler et détruire, son absence au contraire structure. La douleur est en fait l'anti-structure. Sa peur, sa crainte, font structurer, ranger, elle devient en fait un organisateur, parce qu'elle fait redouter, elle engendre une adaptabilité. Son existence scandaleuse dans la torture nous fait entrevoir son contraire qui, lui, est profitable et permet d'avancer. C'est cette adaptation, cette avancée, cette progression qui sont combattues par la douleur et la recherche du pouvoir. Le paradoxe que nous apporte l'étude de la torture et du pouvoir recherché nous amène à entrevoir un « bien » contraire de la douleur mais qui n'existe que par l'existence de la douleur et qui permet une progression continue de l'être. Le pouvoir et la torture veulent arrêter et aliéner cette progression pour s'en nourrir et l'utiliser. La douleur prend l'aspect d'une sorte d'induction de vie et analysée à ce deuxième degré elle a presque des penchants positifs si on l'utilise dans son contraire. Cette vision inhabituelle qui va à l'encontre du sens commun général permet d'entrevoir des manières différentes d'approcher certains domaines de l'humain et de les analyser à contre-courant. C'est ici que l'on peut entrevoir une composante de la douleur trop peu étudiée : un moyen de communication. La douleur devient communication entre personnes, un des sujets qui se prête à cette étude est la violence.

Douleur et violence

La violence, du latin *violentia,* est le caractère de ce qui se manifeste avec une force intense, brutale, avec véhémence. Le caractère étant ce qui donne à quelque chose son originalité, une marque distinctive, ici la brutalité accompagnée de la soudaineté et de l'inattendu avec un sentiment d'exaspération par rapport à la situation de grossièreté non adaptée. Il y a un emportement exacerbé, une fougue disproportionnée.
Dans la violence, il y a toujours impliqué quelque chose qui n'est pas adaptée, quelque chose qui est dépassée, de non appropriée à la situation. Même quand une prise de pouvoir est faite par la violence ou la brutalité, cette violence semble donner l'impression d'employer des moyens exagérés pour la situation. On a donc avec la violence l'impression d'un besoin de communication mais avec une mauvaise adaptation, on a l'impression qu'il y a besoin de communication et besoin de faire pénétrer dans le domaine de l'autre son idée sans avis, sans lui demander son accord en s'imposant totalement. Dans la violence il y a besoin de pénétration, d'envahissement, de conquête avec un vouloir d'imposer un avis à autrui.
En fait le violent est mal à l'aise et ressent un malaise qu'il veut fuir. Par ce besoin de pénétration il y a communication bien évidemment mal adaptée et péjorative mais il y a communication. Le violent ne peut s'adapter. Il ressent donc une concentration de cette non-adaptation qui éclate à un certain seuil. Il ressent alors le besoin d'aide et ce besoin d'aide se fait par le besoin de l'autre, non pas en le respectant mais en le phagocytant pour qu'il calme ce mal-être d'où ce besoin de pénétration pour s'accaparer la globalité de l'autre. Cette pénétration se fait par la perte de l'autre et le violent désire prendre

l'autre sans le respecter et dans sa globalité. On ressent bien que cette pénétration, cette mise sous tutelle et ce besoin de globalité sont anormaux et donc la violence est un mode de communication anormal mais c'est un mode de communication qui montre le trouble ressenti. Pour arriver à ses fins et essayer d'acquérir ce qu'il désire ou plutôt ce qu'il croit le soulager de ses tensions, le violent par son comportement et ses gestes va utiliser la douleur de l'autre qu'il désire. Le violent crée de la douleur par la violence dans ses gestes et son comportement, l'autre, le « subissant », va être amoindri et la douleur va, tout en le déstabilisant – si je puis dire – l'éclater dans le sens où il vivra, il se vivra différemment et ne pouvant s'adapter, il sera à la merci du violent. Ce dernier croira par ce vécu qu'engendre la douleur pouvoir prendre possession de la globalité de la douleur de l'autre, se l'accaparer pour calmer ses tensions à la manière d'un baume qui calmerait ses souffrances à lui.

Le violent va donc avoir un comportement qui veut faire mal à l'autre pour l'amoindrir, pour en fait lui faire comprendre qu'il souffre. Ce sera le même procédé avec une violence verbale. Ne dit-on pas : « Ces propos m'ont blessé, m'ont fait mal, m'ont créé de l'affliction » comme une douleur mais morale. La relation, le relationnel de la violence sont la douleur et l'extravagance de la produire.

Posons-nous la question de savoir ce qui attire tant de monde et de jeunes en particulier à regarder les films violents qui représentent, remarquons-le, la majorité des films actuellement. La réponse est simple. Ils rassemblent : besoin de pouvoir, besoin de calmer un mal par la douleur de l'autre, par la déculpabilisation… qui semblent apaiser certaines tensions qui pourraient en fait être dues à des refoulements et des contrôles emmagasinés tout au long de la vie quotidienne. En effet un adolescent, qui est toujours sous tutelle, au collège, dans sa famille, dans ses besoins, dans les groupes qu'il fréquente, a besoin à un moment donné de relâcher ses tensions, la violence lui en donne l'occasion et le besoin de l'autre est là totale. Alors on regarde un film où des gens violents engendrent des traumatismes importants, avec écoulement de sang et douleur. La violence qui est affichée semble nous donner du pouvoir sur l'autre et faire passer nos tensions par sa douleur comme si la douleur de l'autre nous calmait, ce qui est étrange. De plus nous n'y sommes pour rien, car tout d'abord ce n'est pas nous qui sommes violents ni qui créons de la douleur, c'est un autre et de plus c'est du cinéma donc ça n'existe pas. Pourtant la douleur créée par la douleur vraie ou fausse semble nous soulager à travers ces films ce que nous retrouvons d'ailleurs dans les nombreux reportages où la violence est au premier plan et que nous nous délectons de voir aux heures des journaux télévisés bien souvent même lors d'un repas familial. La violence et la douleur y sont vraies et les chaînes de télévision en vivent. On cerne bien le fait que la violence, la violence qui crée de la douleur en l'autre, chez l'autre, nous calme, nous détend, enlève nos tensions, nous apaise. Comme si le pouvoir de faire mal calmait nos angoisses, nos peurs, nos difficultés et nos propres souffrances. Il semble y avoir un vase communiquant qui fait passer à travers la douleur de l'autre nos propres douleurs, nos propres souffrances et cela nous détend, nous rassure.

Posons-nous la question de savoir pourquoi la douleur, ce que l'on redoute le plus avec la mort et que l'on assimile bien souvent à la mort, la douleur vécue, retrouvée chez l'autre nous calme ? En effet ceci est stupide et va à l'inverse de toute logique surtout dans le contexte actuel où l'on s'assure pour tout, où la moindre perturbation de la vie est vécue comme un scandale et va à l'encontre de toute morale. Pourtant, il est fort de constater que la douleur de l'autre nous soulage, répétons-le, il n'y a qu'à voir les films violents et les multiples reportages télévisuels, ainsi que les photos des périodiques. La réponse est peut-être toute simple et pas si effrayante qu'on ne le croit. L'être humain vit un drame dans les méandres de sa conscience, celui de sa solitude. Toute la quête de son existence est de fuir cette solitude et de retrouver l'autre pour mieux se ressentir, pour mieux être avec soi-même. Car bizarrement c'est le contact avec l'autre qui enrichit la conscience humaine. La conscience humaine n'est pas faite pour être isolée et seule, mais pour être partagée. On est vraiment conscient à soi-même, de soi-même qu'en étant conscient aux autres et l'on est conscient de soi-même qu'à travers les autres. La douleur donne à l'existence une dimension particulière car elle détruit la conscience par son insupportable, c'est par l'autre donc que l'on peut se reconstruire de cette destruction, et c'est pour cela que la douleur est en fait une communication, car elle engendre toujours une plainte vers l'autre dont on attend une réponse. Dans la violence, vivre le fait que l'autre peut avoir mal nous donne le pouvoir de partager et de se sentir moins seul dans notre conscience et encore moins lorsque l'on a mal. La douleur de l'autre rassure car elle nous fait prendre conscience de notre moins grande solitude, l'autre vit notre propre drame. On ne peut l'appréhender que si d'autres peuvent le vivre, il est moins absurde, il n'existe pas uniquement pour nous et de là notre sentiment de solitude extrême s'apaise. Par la violence et la douleur qu'elle engendre, on communique avec la solitude du douloureux, et par là on se sent moins seul, car ce paradoxe ne nous concerne pas exclusivement, il existe pour tout le monde donc il devient normal et nous ne sommes plus des exceptions dans notre malheur, il y a donc communication.

La violence, le regard de la violence, la douleur qu'engendre la violence nous montrent bien et nous prouvent que la douleur est bien, même si cela paraît étrange, un mode de communication, certes complexe et difficile, mais tout de même un mode de communication.

Douleur et vengeance

Nous avons vu avec la violence et la douleur engendrée par la violence que nous pouvons considérer la douleur comme un mode de communication. Étayons cette idée par un fait très étrange qui confirme ces données, ce fait étrange, c'est la vengeance.

Son contexte est relationnel, stéréotypé et fait intervenir des souffrances dans lesquelles la douleur a une grande place. La vengeance s'appuie sur le ressenti d'un individu qui a vécu ou qui a cru vivre quelque chose qui était ou qui lui semble injuste. Cet individu vit une injustice, c'est-à-dire quelque chose qui lui est imposé et qui n'a pas de rapport avec ce qu'il croit être son bon droit, c'est-à-dire le profit qu'il retire de ses actions. Alors qu'il pense que sa manière d'être et ses actes sont bons, en cohésion avec ses valeurs et sa morale, on lui inflige un désagréable qui n'est pas en rapport avec sa conduite et qu'il pense être complètement indépendant de celle-ci. Il ne se sent pas responsable de ce qu'on lui inflige, d'où le vécu de l'injustice. Je viens d'employer deux fois le pronom « on », car dans le cadre de la vengeance, c'est un tiers qui produit cette injustice. Par la responsabilité d'un tiers, le sujet vit quelque chose qu'il n'aurait jamais dû vivre par rapport à sa conduite et à ses actes. Cela créé en lui un malaise, de fortes tensions, un désagréable.

Pour se soulager dans la vengeance, le sujet entreprend de créer chez le tiers, cause de ses maux, une souffrance équivalente ou supérieure à ce qu'il vit, et les deux souffrances les plus injustes sont la douleur et la mort. Il y en a bien d'autres, par exemple reproduire chez le tiers la même souffrance ou humiliation qu'il a vécue. La douleur reste un grand sujet de vengeance. En faisant tout pour que

l'autre ait mal, les tensions de l'injustice chez la personne qui se venge diminuent.
Comment entrevoir et expliquer le fait que la création de douleur chez l'autre, peut diminuer les tensions créées par une injustice. Nous devons reprendre à peu près le même raisonnement que pour la violence car la vengeance est une violence retardée et préméditée, n'oublions pas que c'est « un plat qui se mange froid. » Le sujet qui vit une injustice, la vit seul ou croit la vivre seul. Cette solitude et cette exception qu'il croit vivre majorent son ressenti pénible et l'envahissent. Il ne se vit plus et ne vit que par ce pénible. Le seul moyen de détendre cette extrême tension désagréable et de déverser le même sentiment désagréable chez l'autre. Le tiers identifié comme ayant créé le trouble est omniprésent dans l'obsession de la souffrance endurée par le sujet vivant l'injustice. Alors qu'il pourrait interpréter le fait de la souffrance qu'il ressent comme de l'intérêt relationnel apporté au sujet vivant l'injustice (ce serait là aussi un mode relationnel), le sujet qui veut se venger, envahi par son mal-être, veut communiquer en déversant le trop plein de son mal-être chez le responsable de ses maux. La douleur devient alors, ainsi que la mort, un des meilleurs moyens.
On parle de laver l'affront dans le sang. Seules la douleur et la mort permettent une détente et la vengeance devient le seul remède au désagréable vécu. C'est par la douleur donc qu'une fois encore la communication va passer et pour se venger et bien se venger, on doit faire mal, extrêmement mal. La douleur de celui que l'on pense responsable rachète la souffrance que l'on vit grâce ou à cause de lui. Il y a bien vase communiquant de douleur, échange de désagréable qui soulage. L'autre, celui qui subit la vengeance l'explique très bien et l'on entend : « c'est par vengeance qu'il a fait ceci ou cela », comme si cet acte, cette attitude irrationnelle expliquait

tout et qu'il n'y avait rien à comprendre. On rejoint là la jalousie qui est le plus souvent irrationnelle et qui demande vengeance en créant du mal envers celui qui la provoque. Le besoin de faire mal calme la jalousie.
La douleur est donc bien un mode relationnel, d'échanges, de recherche de stabilité, même si cela nous paraît stupide et hors de propos dans le contexte actuel où il faut être correct et se fondre dans le moule des convenances. La douleur est bien communication.

Douleur et communication

La douleur est bien un mode de communication et parfois elle permet de pénétrer dans l'autre de force pour le connaître au plus profond de son intimité comme un viol peut le faire, cette pratique s'appelle la torture. La torture est la pire chose qui puisse exister : qu'un être humain puisse produire de la douleur et des handicaps chez un autre être humain uniquement pour essayer de savoir quelque chose qui lui est caché, détruire quelqu'un afin qu'il livre son intimité est impensable, inimaginable, inenvisageable. Dans la torture, la douleur détruit et le supplicié vit un véritable éclatement de son être. Tout ce qui le rassemble, toute cette énergie de vie qui lui sert à se concentrer dans son existence explose avec la torture et le supplicié explose lui aussi. C'est une des pires choses que l'on peut imaginer et la clé de voûte de la torture est la douleur. En essayant de se passer des effrayantes visions de torture, posons-nous la question de savoir pourquoi nous avons besoin de torturer ? On peut évoquer le besoin sadique, une prise de plaisir et de satisfaction à la torture de quelqu'un, mais la plupart du temps lorsque l'on torture, c'est pour « violer » l'intimité du supplicié et lui faire dire ce qu'il ne veut pas dire. À l'opposé de nos bons sentiments et d'une manière absurde, abrupte et curieuse, la torture est un mode relationnel, un mode de communication certes forcé et atroce, mais c'est bien un mode de communication. Étant donné que la douleur est la clé de voûte de la torture, elle est bien évidemment un mode de communication elle aussi. Cette parenthèse sur la torture maîtresse de la douleur nous montre bien aussi que la douleur est un moyen de communication. Celui qui fait mal, ou par qui la douleur apparaît, a besoin de communiquer. Un individu qui ressent le besoin de créer

chez un autre individu de la douleur, a en fait besoin de pénétrer dans l'intimité du ressenti de l'autre pour lui communiquer son ressenti pénible qu'il ressent en lui, nous l'avons vu dans les chapitres précédents, c'est notamment la vengeance, la méchanceté. Le méchant ressent un trouble, un déplaisir, un mal-être, et pour calmer et apaiser ce mal-être il a besoin d'avoir l'impression de le recréer en l'autre ; la douleur est alors un excellent moyen, mais la parole, ou certains pièges relationnels en sont d'autres. Le méchant pense qu'en créant du mal, de la douleur en l'autre, son trop plein de ressenti pénible va se déverser dans l'autre mais en cela il se trompe. Il ressent une possibilité de pouvoir se calmer ce qui en fait ne lui fait rien. C'est un faible et il reste toujours en échec. On ne voit que très rarement la méchanceté faire évoluer quelque chose. À un moment, elle se retourne toujours vers lui, le méchant, et le détruit, même si cette destruction nous est souvent cachée.
Beaucoup de gens ressentent souvent ce besoin de blesser moralement ou physiquement pour en fait se calmer. Ils ont besoin de communiquer leur mal-être et le font par le ressenti péjoratif de l'autre qui est la douleur. Le fait d'être la cause de la douleur semble soulager leur souffrance. Ils ressentent le besoin de communiquer le mal-être et le font en créant du mal-être dans l'autre. Ils communiquent leur désagréable par le désagréable. Celui chez qui la douleur est créée fait partie du binôme de la communication. Il en est le récepteur. Il faut peut-être préciser que certaines personnes chez qui l'on crée la douleur ou une blessure morale ne se révoltent pas, au contraire les attaques montrent un intérêt à leur personne qui leur permet d'exister. Cela peut nous paraître bizarre, mais cela existe réellement. On le rencontre dans certains couples où un équilibre de la sorte leur permet de tenir et de se maintenir.

Si nous nous intéressons à présent au douloureux qui subit sa douleur par une cause ou un état d'être qui ne dépend de personne, on s'aperçoit que toute douleur à besoin de se dire. La douleur se crie. Le douloureux envahit par le désagréable de sa douleur ressent le besoin de communiquer, de se plaindre, de se dire. Il ressent ce besoin pour prendre en compte sa douleur et que l'autre la prenne en compte. La première idée qui nous vient à l'esprit, c'est que la douleur se dit pour qu'elle soit prise en charge et qu'elle n'existe plus. Le douloureux la crie pour qu'elle soit reconnue, étiquetée et traitée, pour qu'il ne la perçoive plus. C'est le schéma le plus évident et le plus classique. La douleur, il faut le constater est une souffrance qui a besoin de se dire.

D'autres souffrances se disent moins, par exemple la soif. Bien évidemment lors d'une randonnée en été en pleine chaleur sans eau on se plaint d'avoir soif mais ce sont toujours des cas de plaintes ponctuelles. Bien évidemment et vous y avez pensé, le traitement de la soif qui est le verre d'eau est aisé à mettre en place et c'est ce qui explique le peu de plainte. Mais il est aussi aisé de ne plus avoir mal, bien souvent. Par exemple, et elles sont nombreuses, les douleurs qui résultent de la fatigue peuvent très bien s'améliorer en se reposant, en forçant moins, mais on verra peu de gens changer de comportement pour s'adapter ; par contre ils se plaignent en communiquant leur douleur.

La douleur induit toujours une plainte. Pratiquement toute douleur se dit à l'autre. Toute douleur engendre un mode de comportement du douloureux qui le pousse à communiquer. Cela s'explique par la complexité des mécanismes de la douleur et par la souffrance qu'elle crée, qui est toute particulière. La souffrance qu'engendre la douleur tend à éclater toute la structure de l'individu ce qui le plonge dans un mal-être extrême, le rapprochant de l'idée, du vécu de la mort. Un des rares moyens qu'il possède pour fuir ce mal-être ou l'atténuer est la communication car par la communication il se plonge dans l'équilibre de l'autre ou ce qu'il croit être un équilibre et ce contact lui permet d'avoir des repères, d'éviter ce vécu d'éclatement que lui procure la douleur.

La douleur induit toujours un besoin de communication. Ce besoin de communication s'exprime dans la plainte. Se plaindre c'est demander à l'autre de l'aide car on ne peut gérer le pénible que l'on vit. Se plaindre c'est demander de participer à une relation, c'est demander de l'aide, communiquer son incapacité à gérer un trouble. Le plaignant communique. Cette communication même s'il pense qu'elle l'améliorera, lui coûte car il est dans cette communication, dans ce rapport en état de faiblesse. Il est le demandeur, il s'ouvre à l'autre qu'il pense capable de l'aider, il est fragilisé par cette situation mais la douleur le pousse à s'exposer malgré tout. Il se donne dans cette relation d'aide qu'il demande.

Là nous voyons et nous individualisons un point fondamental, nous sommes au cœur de la communication que crée la douleur, c'est le don. La douleur alimente et enrichit le besoin de communiquer, de la dire, de la crier, de la hurler à l'autre en effaçant ses défenses et en exposant le ressenti de son intimité. En cela ce besoin de communication est un don. Dans le sens que l'on se donne. Celui qui reçoit la plainte reçoit ce don. Soit il n'y est pas sensible, soit il le refuse par peur et il évite, soit il l'accepte. En l'acceptant, en acceptant la communication et l'échange, à son tour il communique en se donnant. Par la compréhension de la plainte, par sa prise en compte, sa reconnaissance et la réponse à cette plainte, il s'ouvre lui aussi. Il donne une part de son intimité, il offre un don de lui en recevant la plainte de l'autre. Par l'échange de ces dons, une communication se crée qui recouvre la douleur

et qui peut l'étouffer. À l'intérieur de l'intimité de ces dons, de cette communication intime entre le plaignant et l'aidant un joyau se crée, une aide apparaît, un échange valorisant des deux parties existe, une communication bienveillante s'établit et la douleur recule ; et lorsqu'un ennemi recule c'est que la victoire n'est pas loin.
La douleur induit donc un mode de don et de communication particulier et privilégié. Tout aidant, soignant ou non soignant doit en être sensible et vigilant. Aider c'est répondre à la plainte dans une relation de confiance et de bienveillance dans laquelle tout le mystère positif et structurant de la communication se réalise. Où l'on s'enrichit mutuellement l'un l'autre dans une relation propice à l'épanouissement de chacun.

La douleur animale

La culture de la prise en charge de la douleur est née dans le milieu médical. Les nouvelles approches, les nouvelles conceptions, les nouveaux traitements ont fait que la médecine vétérinaire s'est intéressée à la prise en charge de la douleur des animaux. Un courant était né et la médecine vétérinaire ne pouvait que le suivre. Un courant de recherche, de nouvelles pratiques, des livres, des publications, des formations initiales et continues ont comme objet la prise en charge de la douleur des animaux. La médecine vétérinaire s'intéresse aussi à cette composante essentielle du vécu de l'être humain.

L'analogie des difficultés avec la prise en charge de la douleur en pédiatrie a permis de rapprocher certaines données, situations à l'analyse algique des animaux. De plus il existe une vraie demande des propriétaires d'animaux pour la prise en charge des souffrances et de la douleur de leurs compagnons. Un courant de pensée actuel veut prendre en compte le bien-être animal. Cette tendance considère les animaux comme de véritables « personnes » et évoque même une conscience animale comparable à la conscience humaine. Cette démarche fait que de plus en plus la douleur animale est prise en compte même si les médecins vétérinaires reconnaissent eux-mêmes que des progrès sont nécessaires en « matière de prises en charge systématiques de la douleur ». Comme pour les humains, l'intérêt actuel se porte sur la douleur chronique mais aussi sur la prise en charge de la douleur aiguë, l'analgésie chirurgicale ainsi que les particularités de la douleur post-opératoire.

L'International Association for Study of Pain définit la douleur comme « une sensation et une émotion désagréable » donc une émotion, c'est pour l'animal une

réaction affective d'assez grande intensité, qui est provoquée par une stimulation venue de l'environnement. Il ne fallait pas, pour les animaux, faire la même erreur que pendant longtemps nous avons faite pour les enfants, à savoir qu'une émotion ne se traduit pas uniquement par un langage verbal. Une sensation ne s'explique pas uniquement par un langage, une sémantique. La clinique observable peut renseigner sur le ressenti de l'être vivant et donc le l'animal. Tout propriétaire d'animaux sait que les animaux ont mal, qu'ils peuvent avoir mal, qu'ils redoutent cette sensation et qu'ils peuvent souffrir d'autres maux que la douleur (angoisse, tristesse, ennui…). La douleur chez l'animal peut être si forte, si intense, si envahissante qu'elle peut conduire à des comportements d'automutilation. Il est donc évident qu'à part les différences phylogénétiques et certains détails spécifiques à l'espèce humaine, le mode de genèse de la douleur est quasi le même chez l'animal. Même la composante consciente corticale donnant un versant affectif de la douleur est retrouvée chez l'animal. Les animaux ont mal, ils sont donc d'une certaine façon « conscients ». Tout médecin vétérinaire, tout assistant vétérinaire, tout propriétaire caresse, calme, parle, embrasse un animal qui a mal ou qui va avoir mal. Cet accompagnement arrive souvent à calmer l'animal ce qui prouve la prise de conscience algique de l'animal, l'importance environnementale, le relationnel et la communication. Le psychologique, l'affectif, le somatique de l'animal, sont intéressés et modulent la sensation douloureuse comme chez l'être humain. Le phénomène douloureux de l'animal doit être donc reconnu et pris en charge. Il est très comparable à celui de l'homme.
Pour évaluer la capacité des animaux à avoir mal, il est possible donc d'avoir recours à un raisonnement par analogie. Pour évaluer la douleur animale on peut se baser

donc sur les mêmes méthodes qu'en médecine humaine notamment sur des grilles multiparamétriques d'évaluation de la douleur. Leur utilisation permet d'évaluer la douleur acquise par un processus morbide ou pathologique ou de prévoir la douleur d'un acte thérapeutique, d'exploration. On utilisera, comme on le fait souvent en médecine vétérinaire, l'observation de l'être humain qui vit avec l'animal. On pourra alors utiliser la même méthode que pour l'homme mais d'une manière indirecte. C'est une hétéroévaluation. On utilise l'EVA (Échelle Visuelle Analogique), l'échelle numérique... en sachant que c'est l'analyse d'un tiers et non plus l'auto-analyse qui sera évaluée. C'est tout de même l'utilisation des grilles multiparamétriques qui permettent de limiter l'effet lié à l'observateur. On évaluera à différents moments pour se rendre compte du changement ou d'une évolution ; on pourra faire évaluer par des personnes différentes ce qui affinera les évaluations.

L'observation du comportement reste la clé de voûte de l'évaluation. Les grilles doivent être fiables et reproductibles. La douleur entraîne des changements comportementaux qui altèrent les habitudes de vie (alimentation, promenades, jeux...), qui surviennent la plupart du temps dans l'environnement familier de l'animal (attitude, isolement...). Le propriétaire est le mieux placé pour détecter ces signes. Donnons des exemples de grilles : grille d'Helsinki, dolodog, dolocat, dolorabbit, Canine Brief Pain Inventory.

La médecine vétérinaire possède le même arsenal thérapeutique pour la prise en charge de la douleur que l'algologie humaine. Les approches physiologiques et comportementales nouvelles doivent se faire en considérant là aussi, très certainement, une conscience animale. La conscience et la douleur se rejoignent, s'alimentent. Si l'on considère qu'il existe une douleur

animale, ce qui n'est pas mis en doute actuellement et même reconnue comme une évidence, il faut donc par sa reconnaissance admettre une conscience animale.
D'autre part, les différents diagnostics de douleur suivant l'étiologie de la douleur doivent être fait chez l'animal. On ne trouve pas assez, dans les publications vétérinaires, de données concernant les recherches sur les douleurs neurogènes, l'algodystrophie chez l'animal ou sur le psychologique et d'approches que l'on pourrait dire « psy de la douleur de l'animal ». Des centres de lutte contre la douleur animale se sont créés ou des consultations conjointes de médecins vétérinaires de spécialités différentes existent.
Comme pour l'homme, l'analyse doit être régulière et suffisamment pertinente pour éviter des phénomènes retards. Pour la douleur préopératoire, le type de chirurgie définit la prise en charge. Par exemple pour une intervention chirurgicale orthopédique, la douleur chez le chien dure entre deux et six jours. Il faut être sensible à la composante individuelle de l'animal. Il faut respecter les doses suivant l'animal soigné, les intervalles d'administration comme chez l'homme, se référer aux doses et au métabolisme propre à l'animal, seul un médecin vétérinaire est apte à connaître la durée et la dose nécessaire, les contre-indications, les risques, les interactions médicamenteuses. C'est donc lui qui doit, en fonction du contexte, choisir, personnifier et surveiller le traitement. L'utilisation de différentes molécules agissant à un endroit spécifique dans la transmission du message douloureux est préconisée. On peut traiter avant une intervention par analgésie pour faciliter une prise en charge ultérieure, une prise en charge post-opératoire. Il ne faut pas se priver de tout l'arsenal thérapeutique anti-douleur vétérinaire, de toutes les techniques dont nous parlions pour l'homme : l'homéopathie, l'ostéopathie, la

rééducation, l'acupuncture, la mésothérapie… Tout le « non médicamenteux » est fondamental comme chez l'humain : « psychothérapie », soins de confort, tendresse, contact, accompagnement, explication à l'entourage, éducation de l'entourage…
La prise en charge, comme chez l'homme, doit être globale faisant intervenir les trois acteurs l'animal, le propriétaire et le soignant. La douleur de l'animal doit être bien prise en charge et maîtrisée pour que la souffrance de l'homme qu'elle induit diminue et s'atténue.

Conclusion

Nous venons avec ces quelques chapitres et leur spécificité de faire un voyage au centre de la condition humaine et de son plus grand drame : la douleur.

La douleur est si vaste et si particulière que ce travail ne cerne que certaines de ses facettes, les plus marquantes. Ils donnent une vision qui permet d'appréhender ses caractéristiques les plus marquantes.

La douleur reste avant tout un drame personnel qui isole terriblement le patient atteint de cette souffrance. Elle renforce la solitude à vivre que l'être humain subit trop souvent. Elle colore péjorativement et amplifie son désarroi dans sa croyance qu'il a d'être seul et incompris.

Les cris que génère la douleur sont des appels à l'aide, des appels à l'autre. La présence de l'autre est un des principaux traitements de la douleur. En effet, toute douleur qui se vit, a besoin de se dire, de s'exprimer, de se crier et le douloureux le fait à travers sa plainte à l'autre. La douleur devient alors relation, communication. L'autre, que nous sommes fréquemment, doit y répondre en utilisant l'empathie qui caractérise l'être humain.

C'est là toute la démarche de l'algologie, discipline qui évalue et traite la douleur. Prendre en charge la douleur, la cerner, la comprendre, l'évaluer et répondre totalement à la plainte du douloureux. C'est un challenge difficile et ardu que se sont lancés les algologues, mais tellement passionnant et enrichissant car en comprenant, en admettant et en essayant de soulager, ils redonnent aux douloureux l'accès à l'essence vraie de la vie : la liberté de se vivre pleinement qui est en fait le bonheur d'exister et de pouvoir donner aux autres.

Bibliographie

Binet Claude (Dr), *Thérapeutique homéopathique* (Ed. Dangles,1977)

Boon Henri, Davrou Yves, Macquet Jean-Claude *La sophrologie, une révolution en psychologie, pédagogie, médecine ? (*Ed.Retz CEPL, 1985)

Brasseur L., Chauvin M., Guilbeau G., *Douleurs, bases fondamentales, douleurs aiguës, douleurs chroniques, thérapeutiques* (Ed. Maloine,1997)

Brenot Yves, *Les mots de la douleur* (Ed. L'esprit du temps 1990)

Davrou Yves (Dr), *La sophrologie facile* (Ed. Marabout 2001)

Dupouy A. *Oligothérapie –Précis de clinique et de thérapie* (Ed. Maloine, 1988)

Jaume Jacques (Dr)
Hypnose collective et profil psychologique (*Thèse* de doctorat en médecine, Université de Montpellier, 1988)
Étude sur la psychologie de la douleur, sa prise en compte dans l'évaluation du préjudice patrimonial et extra-patrimonial (Mémoire présenté en vue de l'obtention du diplôme d'études médicales relatives à la réparation juridique du dommage corporel, Université de Montpelier, 1992)
Sentir son vécu – l'harmonie par les parfums (Ed.Acarias L'originel, 1998)
L'algologie – La médecine qui soigne la douleur (Ed. Dervy, 2003)

Le syndrome des jambes sans repos. Une approche de la pénibilité (Éd. Jouvence 2004)

Morin G., *Physiologie du système nerveux central* (Ed. Masson,1978)

Rey Roselyne, *Histoire de la douleur* (Ed. La Découverte1993)

Vannier Pierre *L'homéopathie* (Que sais-je ? Ed. Puf,)1977)

Dictionnaires et encyclopédies :

Atlas de la douleur, sous la direction de P. Ginies, laboratoire Houdé, 1990

Dictionnaire de médecine, Flammarion médecine (1975)

Dictionnaire des termes techniques de médecine, Garnier-Delamare Maloine SA Éditeur (20ème édition)

Dictionnaire Vidal, Éditions Vidal 2004

Encyclopédie Médico Chirurgicale, Ed. Scientifique et médicales Elsevier,2001

Le petit Robert, Dictionnaires Le Robert 2004

Petit Larousse grand format 2002

Traité de Médecine dirigé par Jean Hamburger, Flammarion médecine-science (1981)

Revues médicales :

European journal of palliative cure

Journal de thérapie comportementale et cognitive, publication périodique trimestrielle, Masson

Revue *Le courrier de l'algologie*– Rédacteur en chef : Dr Éric Viel

PAIN, journal of the IASP, publication mensuelle, Elsevier

Communications du Dr Jacques Jaume ayant contribué à la réalisation de ce travail :

- *Aspect psychologique de la douleur*, journée de perfectionnement organisée par la Société Française de Mésothérapie : Douleur et Mésothérapie
- *Aspect psychologique de la douleur aiguë*, journées organisées par l'Union Nationale des Associations de Formation Médicale Continue et l'Union Méditerranéenne des Anesthésistes Réanimateurs sur le thème : Prise en charge de la douleur post-opératoire
- *Conséquences de la douleur chronique*, dans le cadre de l'action de formation de lutte contre la douleur, cycle d'enseignement destiné aux médecins et aux infirmiers organisés par l'Unité d'Évaluation et de Traitement de la Douleur – Département d'Anesthésie Réanimation, CHU Nîmes (Professeur J.J. Eledjam)
- *Les différents paliers thérapeutiques de la douleur d'après l'OMS*, réunion d'information sur le thème de la douleur pour le personnel soignant
- *La plainte algique et les seuils*, soirée de formation médicale

- *Classification des antalgiques – Évaluation de la douleur* enseignement post-universitaire
- *Les antalgiques de palier III de l'OMS à domicile* soirées de formation post-universitaire
- *Douleur et Médecine physique : intérêt de la sophrologie*, soirée de formation médicale continue organisée par l'Association des Médecins Physiques du Languedoc Roussillon (AMPLR)
- *Prise en charge pluridisciplinaire du patient acouphénique*, Sixth International Conference of Cholesteatoma Ear Surgery – Cannes 29 juin au 02 juillet 2000
- *La gestion de la douleur postopératoire à domicile par le généraliste*, dans le cadre d'Ambuforum – 1er forum multidisciplinaire de prise en charge des patients en ambulatoire et à domicile (décembre 2002 - Montpellier)

Du même auteur :

- *Sentir son vécu. L'harmonie par les parfums*, Éditions Accarias l'Originel, 1998
- Collaboration à *Médecine et religions - L'accompagnement médical dans le respect des croyances de chacun.* Sous la direction de Maurice Crouzet, Éditions Siloë, 1998
- *Les pouvoirs insoupçonnés du corps - La révélation du corps glorieux*, Éditions Dervy, 2002
- *L'algologie. La médecine qui soigne la douleur,* Éditions Dervy, 2003
- *Le syndrome des jambes sans repos. Une approche de la pénibilité*, Éditions Jouvence 2004
- *Trattato pratico di algologia - Un approccio completo e aggiornato alle terapie contro il dolore*, Editions Red ! (Milan), 2006
- *Les tics : s'en libérer*, Éditions Jouvence, 2006
- *Le feu secret, de la combustion humaine spontanée au miracle de l'incendium amoris*, Éditions François-Xavier de Guibert, 2006
- *Vivre l'après*, Éditions Dervy, 2007
- *Douleurs, Souffrances et violence au cours des initiations,* Éditions Abatos, 2013
- *Du magnétisme animal à l'hypnose,* Éditions Abatos, 2013
- *L'initiation par la lumière,* en collaboration avec Nathalie Rivière, Éditions Abatos, 2014
- *A la rencontre de la douleur,* en collaboration avec Nathalie Rivière, Éditions Abatos, 2014
- *A la rencontre de la souffrance,* en collaboration avec Nathalie Rivière, Éditions Abatos, 2014
- *L'hypnose, le meurtre de la rue Cuvier - Du magnétisme animal à l'hypnose* en collaboration avec Nathalie Rivière, Éditions Abatos, 2014

- *L'étrange combustion de Tristan Thibaud - Les combustions humaines spontanées,* en collaboration avec Nathalie Rivière, Éditions Abatos, 2015
- *Le templier de Saint-Gilles - Le secret des templiers,* en collaboration avec Nathalie Rivière, Éditions Abatos, 2015
- *Elearning Douleur,* plateforme elearning Tamari 06, 2015

Participation à des publications collectives :

- *Contribution à l'élaboration du Rapport d'information sur les problèmes posés, en France, par le Traitement de la douleur* présenté par le sénateur Lucien Neuwirth le 14 décembre 1994
- *Modalités de prise en charge de l'adulte nécessitant des soins palliatifs* sous l'égide de l'Agence Nationale d'Accréditation et d'Évaluation en Santé (ANAES), décembre 2002
- *Le thesaurus Cercle d'Ajustement des Pratiques Professionnelles Douleur-Enfant,* édité par l'association Vigilance Douleur enfant avec le parrainage de l'Association française de Pédiatrie Ambulatoire et de la Société Française de Pédiatrie, Éditeur exécutif : Éditions Acalis, 2004
- *La prescription des anxiolytiques et des hypnotiques* en partenariat avec l'Assurance maladie, la Mutuelle Sociale Agricole, l'Assurance maladie des Professions Indépendantes, 2005
- *L'éducation thérapeutique du patient, approche juridique,* avec le Professeur François Vialla, directeur du Centre Européen d'Études et de Recherche Droit et Santé, Faculté de droit de Montpellier, 2010

- *De l'enfant pensé…à l'enfant pensant. Accompagnement de l'enfant en phase de scolarisation par le médecin :* Actes du XXV congrès national AFPEN- Montpellier 2017 Association française des psychologues de l'éducation nationale.

Structures éditoriales du groupe L'Harmattan

L'Harmattan Italie
Via degli Artisti, 15
10124 Torino
harmattan.italia@gmail.com

L'Harmattan Hongrie
Kossuth l. u. 14-16.
1053 Budapest
harmattan@harmattan.hu

L'Harmattan Sénégal
10 VDN en face Mermoz
BP 45034 Dakar-Fann
senharmattan@gmail.com

L'Harmattan Cameroun
TSINGA/FECAFOOT
BP 11486 Yaoundé
inkoukam@gmail.com

L'Harmattan Burkina Faso
Achille Somé – tengnule@hotmail.fr

L'Harmattan Guinée
Almamya, rue KA 028 OKB Agency
BP 3470 Conakry
harmattanguinee@yahoo.fr

L'Harmattan RDC
185, avenue Nyangwe
Commune de Lingwala – Kinshasa
matangilamusadila@yahoo.fr

L'Harmattan Congo
219, avenue Nelson Mandela
BP 2874 Brazzaville
harmattan.congo@yahoo.fr

L'Harmattan Mali
ACI 2000 - Immeuble Mgr Jean Marie Cisse
Bureau 10
BP 145 Bamako-Mali
mali@harmattan.fr

L'Harmattan Togo
Djidjole – Lomé
Maison Amela
face EPP BATOME
ddamela@aol.com

L'Harmattan Côte d'Ivoire
Résidence Karl – Cité des Arts
Abidjan-Cocody
03 BP 1588 Abidjan
espace_harmattan.ci@hotmail.fr

Nos librairies en France

Librairie internationale
16, rue des Écoles
75005 Paris
librairie.internationale@harmattan.fr
01 40 46 79 11
www.librairieharmattan.com

Librairie des savoirs
21, rue des Écoles
75005 Paris
librairie.sh@harmattan.fr
01 46 34 13 71
www.librairieharmattansh.com

Librairie Le Lucernaire
53, rue Notre-Dame-des-Champs
75006 Paris
librairie@lucernaire.fr
01 42 22 67 13

www.ingramcontent.com/pod-product-compliance
Lightning Source LLC
LaVergne TN
LVHW010929061026
849535LV00007B/2318